打工人

减脂指南

赫忠慧｜总主编　　　杜晓红｜编著

U0278265

中国人口出版社
China Population Publishing House
全国百佳出版单位

图书在版编目（CIP）数据

打工人减脂指南 / 赫忠慧总主编 ; 杜晓红编著. —
北京：中国人口出版社，2022.10

ISBN 978-7-5101-8565-6

I. ①打⋯ II. ①赫⋯ ②杜⋯ III. ①女性—减肥—
指南 IV. ①R161-62

中国版本图书馆CIP数据核字（2022）第175367号

打工人减脂指南

DAGONGREN JIANZHI ZHINAN

赫忠慧 总主编 杜晓红 编著

责任编辑	魏 娜	
责任印制	林 鑫 王艳如	
出版发行	中国人口出版社	
印 刷	北京柏力行彩印有限公司	
开 本	710 毫米 × 1000 毫米	1/16
印 张	9.5	
字 数	140 千字	
版 次	2022 年 10 月第 1 版	
印 次	2022 年 10 月第 1 次印刷	
书 号	ISBN 978-7-5101-8565-6	
定 价	49.80元	

电 子 信 箱　rkcbs@126.com
总编室电话　（010）83519392
发行部电话　（010）83510481
传　　真　（010）83538190
地　　址　北京市西城区广安门南街 80 号中加大厦
邮　　编　100054

目 录

C o n t e n t s

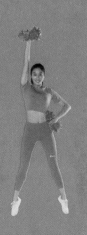

第 *1* 章

你真的需要减肥吗

第2章

昂首挺胸

——美，从『头』开始

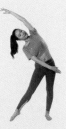

第 3 章 竖脊立腰，凹凸有致
—— 小心自己的腰围

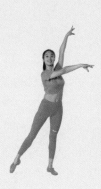

第 *5* 章

大长腿，梦想成真

——站好，『走』起来

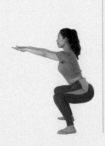

第 **1** 章

你真的需要减肥吗

现在，在女性普遍以"瘦"为美的审美追求中，仿佛每一位女性无时无刻都处于"减肥中"或"计划减肥中"。年轻女孩们对自己的身材更是挑剔，一项研究表明，即使是正值青春年华的女大学生，也有约1/3的人对自己的身体不满意，最不满意的5项指标是脂肪、肌肉、爆发力、身材和体重，其人数远远超过男大学生，这在一定程度上影响了女大学生的自信心。其实，对每一位现代女性来说，生活中有件非常重要的事情，就是管理好自己的体重和身材。那么，每一位爱美的女性如何能拥有充满活力的身体、旺盛的精神、良好的心态，能够在科学而有趣的运动锻炼中让自己瘦下去、美起来，永远保持优雅与自信呢？

第一节
减肥的关键点——控制体脂率

我们常常会发现，同样身高体重的人看上去却让人感觉胖瘦不同；有的人好像怎么吃都不会胖，让喝凉水都长肉的人羡慕不已；有些女性虽看起来偏胖，但非常阳光、有活力，自信满满、气质优雅，尽显女性魅力。这是为什么呢，你属于哪种情况呢？来检测一下吧，看看你需要解决的是什么问题。

其实，构成"人体美"的必要条件，首先是身高与体重相称，其次是人体各部分，如腰部、胸部、髋部的肌肉发育均匀、比例适宜。

① 体重指数（BMI）

体重指数是世界公认的一种评定肥胖程度的分级方法。BMI适中的人体型美，身材匀称。按照2003年卫生部颁布的《中国成人超重和肥胖症预防控制指南》，BMI超过24 kg/m² 为超重，超过28 kg/m² 为肥胖。世界卫生组织推荐，BMI在20～22 kg/m² 为成人的理想体重。

算式写法：$BMI = 体重（千克）/[身高（米）]^2$

② 其他体重计算方法与公式

（1）世界卫生组织计算方法。

女性标准体重（千克）=［身高（厘米）- 70］× 60%

男性标准体重（千克）=［身高（厘米）- 80］× 70%

超过标准体重正负10%之内为正常体重；超过标准体重正负10%～20%为体重过重或过轻；超过标准体重正负20%以上为肥胖或体重不足。

超重计算公式：

超重（%）=[（实际体重－理想体重）/（理想体重）]×100%

（2）布洛卡公式。

身高在 165 厘米以下者：标准体重（千克）= 身高（厘米）-100

身高在 165 厘米以上者：标准体重（千克）= 身高（厘米）-110

（3）亚洲人计算公式。

日本京都大学桂教授在布洛卡公式的基础上，提出了下列计算公式：

标准体重（千克）=[身高（厘米）-100]×0.9

注意：这一公式的计算结果适合于亚洲人的具体情况。

3 腰臀比

测量方法：测出腰围后，再环绕臀部最宽处测量出臀围，两者相除即得腰臀比（腰臀比 = 腰围 / 臀围）。

女性 < 0.8、男性 < 0.9 为达标。

腰臀比是判断腹型肥胖的重要指标。一项发表在《新英格兰医学杂志》、涉及欧洲 9 个国家超过 35 万人的研究发现，与 BMI 相比，腰臀比可以更准确地衡量一个人的健康标准。研究显示，腰臀比每增加 0.1，男性早亡概率增加 34%，女性增加 23%。美国运动医学学会推荐的评价方法是，当男性的腰臀比 ≥ 0.94，女性的腰臀比 ≥ 0.82 时，其患冠心病、中风等心脑血管疾病及糖尿病的危险性就会大大增加。我国相关专家表示，中国男性腰臀比高于 0.9、女性腰臀比高于 0.8，可能就说明内脏脂肪过剩了。这类人除了需要加强运动，更要注意饮食上"少精多粗"，把一部分精米白面换成豆类、粗粮，少吃肥肉和油炸食品，把炒、炸的烹饪方式改成蒸、煮、炖等。

4 体脂率

大部分人会通过体重来判断自己是否肥胖，其实并不准确。有专家指出，判断是否肥胖更准确的标准应该是体脂率，即身体中脂肪占总体重的百分比。脂肪对人体构成非常重要，过多或过少都会影响健康。一般来说，男性体脂高于 25%、女性体脂高于 30% 属于肥胖，会引发高血压、高脂血症、冠心病、糖尿病等疾病；体脂率过低，即男性低于 5%，女性低于 13%，可能引起身体功能失调。

很多人一说减肥就认为是减体重，这其实是个误区。控制体脂率才是健康减肥的关键。想要减脂最好多做全身有氧运动，如快走、慢跑、游泳、爬楼梯、骑自行车等，还要再配合拉伸、仰卧起坐、哑铃等局部运动。每次运动需持续半小时以上。

测量方法：有需要测量体脂率的人可以去健身场馆或医院使用专业仪器进行测量；有些体检也会检测体脂率，请留意该数值。

达标值：女性为 25%～28%，男性为 15%～20%。

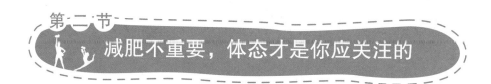

第二节
减肥不重要，体态才是你应关注的

1 你属于哪种体型

如何才能知道自己的体型呢？需要了解体型所包含的基本成分。

第一种成分：反映脂肪含量多少。

第二种成分：反映肌肉发达程度。

第三种成分：反映骨骼发育程度。

由于这三种成分的分配含量不同，因此形成了各种不同的体型，而不同的体型各成分所占的比重又有不同。因此，考虑自己的体型时应从这三个方面去分析和了解自己的情况，健康有活力的体型应该体现出这三个方面的均衡合理性。

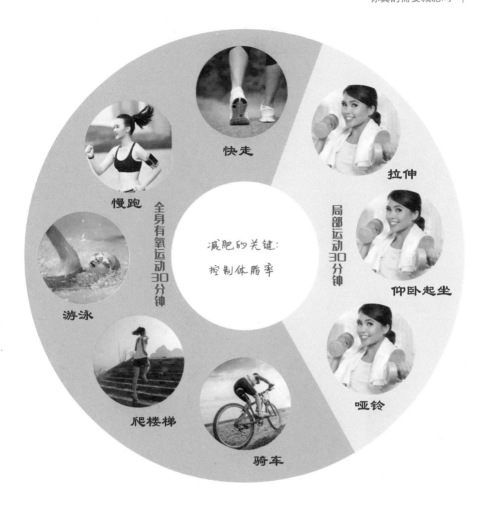

快走

慢跑

全身有氧运动30分钟

游泳

爬楼梯

骑车

减肥的关键：
控制体脂率

拉伸

局部运动30分钟

仰卧起坐

哑铃

温馨提示

超重和肥胖的常见健康后果是什么

BMI 过高是罹患非传染性疾病的重大风险因素，如心血管疾病（主要是心脏病和中风）、糖尿病、肌肉骨骼疾患（特别是骨关节炎——关节的一种高度致残退行性疾病）、某些癌症（包括子宫内膜癌、乳腺癌、卵巢癌、前列腺癌、肝癌和结肠癌）。BMI 升高，非传染性疾病的患病风险也随之升高。

什么是健康标准体型

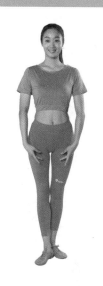

骨骼：发育正常，身体各部分均匀相称。
肌肤：柔润、嫩滑而富有弹性，肤色红润晶莹，充满
　　　阳光的健康色彩。
体态：丰满而不觉肥胖臃肿。
眼：　有神，五官端正并与脸型协调配合。
双肩：对称，浑圆健壮，无缩脖或垂肩之感。
脊柱：背视直线，侧视具有正常的生理曲线，肩胛骨
　　　无翼状隆起和上翻。
胸廓：宽厚，胸肌圆隆、丰满而不下垂。
腰：　细而有力，微呈圆柱形，腹部呈扁平。
　　　标准的腰围：比胸围约细1/3。
臀部：鼓实微呈上翘，不显下坠。
下肢：修长，两腿并拢时正视和侧视均无屈曲感。
双臂：骨肉均衡，双手柔软，十指纤长。
整体：观望无粗笨、虚胖或过分纤细的感觉，重心平
　　　衡，比例协调。

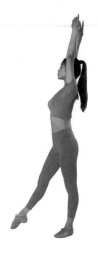

　　事实上，女性美离不开女性的主要特征——丰满而有弹性的乳房、适度的腰围、结实的臀部以及健美的大腿等，这是体现女性特有曲线的重要部位。从现代审美观点来看，女性的形体应倾向于丰满、挺拔，拥有健美而富有弹性的肌肉，充满青春活力的精神面貌。

　②　你是不是属于中心型肥胖

　　中心型肥胖又称为腹型肥胖、向心型肥胖，过多的脂肪不仅堆积在皮下，而且堆积在内脏，从而诱发糖尿病等代谢性疾病和心血管疾病。当男性的腰围增加到93厘米以上、女性的腰围增加到80厘米以上时，就会引起腰腹部脂肪过多，身体负担加重，心脏压力增大，要引起重视。

　　中心型肥胖前期：男性腰围在85～90厘米，女性腰围在80～85厘米。

　　中心型肥胖：男性腰围≥90厘米，女性腰围≥85厘米。

测量方法如下。

用无弹性卷尺，穿薄的紧身衣裤进行测量。测量时，卷尺紧紧地贴在皮肤上，但不能陷入皮肤，测量数据应精确到毫米。

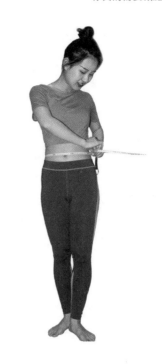

腰围的测量：把卷尺放于肚脐水平处，在呼气结束时测量。

胸围的测量：较轻松地站着（要笔直），双脚并拢，脸向正前方，微微抬起下颌。

将卷尺水平地圈在胸围（突出点）上，由松慢慢收紧。测量时女性应用手将乳房轻轻托起，就好像穿着胸衣一样。这时可以轻松地测得自己的实际胸围，胸线（乳房底部所呈现的线条）也可方便地测得。

胸围（通常指"上胸围"）：以 BP 点（bust point）为测点，用卷尺水平测量胸部最丰满处一周，即为胸围尺寸。

下胸围：用卷尺水平测量胸底部一周，即为下胸围尺寸。

文胸的尺码包括下胸围的尺寸和罩杯尺寸两个部分。

罩杯尺寸：胸围与下胸围之差。

A 杯：10 厘米以下；　　B 杯：10～12.5 厘米；　　C 杯：12.5～15 厘米；

D 杯：15～17.5 厘米；E 杯：17.5～20 厘米；　　F 杯：20～22.5 厘米。

臀围的测量：臀围反映髋部骨骼和肌肉的发育情况。测量时，两腿并拢直立，两臂自然下垂，卷尺水平放在前面的耻骨联合和体后臀大肌最凸处。

③ 你有没有这样的坏习惯

你有没有这样的坏习惯？长时间俯案工作，使头持续处于前倾状态，导致脊柱的"S"形弯曲慢慢改变。

　　表现为：头部前伸，成为驼背；背部变得平坦，女性的曲线美丧失；左右肩的高度不一，身体向一侧倾斜等。

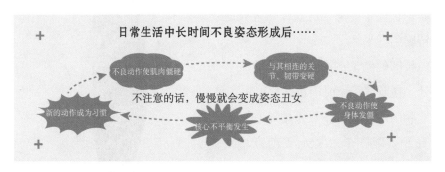

　　现代女性天天与电脑"纠缠"在一起：办公室的桌子和椅子的高度不合适、长时间看字体很小的屏幕时，目光一直凝聚在屏幕上，慢慢地头就会处于前倾状态。脊柱原本是呈"S"形的，然而当腹肌、背肌没有得到充分锻炼时，脊柱的"S"形就慢慢变化，出现各种既影响健康又影响身体美观的习惯动作和姿势（如下图 A、B、C、D 四种体型）。头部前伸，

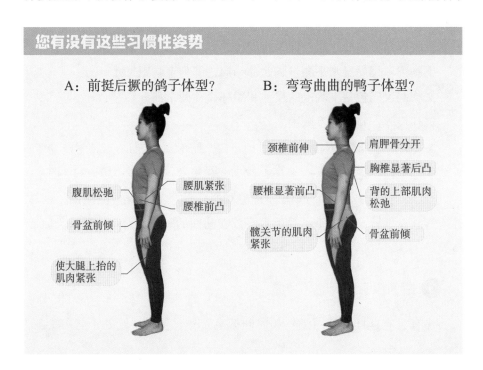

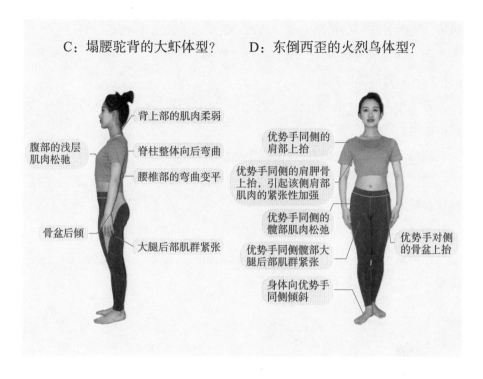

C：塌腰驼背的大虾体型？　　D：东倒西歪的火烈鸟体型？

背上部的肌肉柔弱

腹部的浅层肌肉松弛

脊柱整体向后弯曲

腰椎部的弯曲变平

骨盆后倾

大腿后部肌群紧张

优势手同侧的肩部上抬

优势手同侧的肩胛骨上抬，引起该侧肩部肌肉的紧张性加强

优势手同侧的髋部肌肉松弛

优势手同侧髋部大腿后部肌群紧张

优势手对侧的骨盆上抬

身体向优势手同侧倾斜

整个脊柱就会"团"起来成为驼背；背部会变得平坦，女性的曲线美丧失；左右肩的高度不一，身体向一侧倾斜。另外，这样的体型很容易增加腰背部肌肉的负担，引起腰背疼痛、肩颈僵硬等亚健康状态。

④ 自我检查核心状态

要详细地检查自身的脊柱核心状态。可用镜子自查，或者让人用数码相机拍下来再检查。

理想的核心正面检查、侧面检查如图所示。

人体核心的中间部位脊柱是由 24 块椎骨以及 1 块骶骨、1 块尾骨，共 26 块骨头连接而成。脊神经从这里发出到内脏、

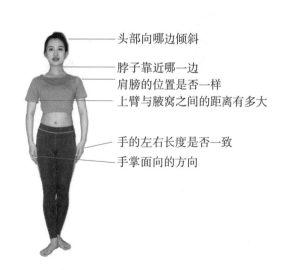

头部向哪边倾斜

脖子靠近哪一边

肩膀的位置是否一样

上臂与腋窝之间的距离有多大

手的左右长度是否一致

手掌面向的方向

肌肉，支配着它们的活动。如果核心部位的平衡状态被打破，脊柱形态发生变化，就会压迫脊神经，引起各种各样的不适症状。同时自然也会影响挺拔舒展的身体姿态和体型。

颈椎（7块）：能够有效地支撑头部、对颈椎椎管内的神经有很好的保护作用。

胸椎（12块）：参与构成胸廓，保护胸腔的脏器。

腰椎（15块）：为人体的中轴骨骼，是身体的支柱，有负重、减震、保护和运动等功能。

骶骨：与其他骨骼构成骨盆，起到连接躯干和下肢的作用。

你可能不仅需要减肥、控制体重，还需要关注和塑造身体姿态、完善体型。运动起来，不仅瘦下去，还要美起来！

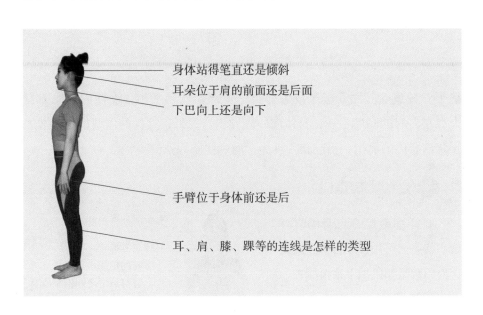

身体站得笔直还是倾斜

耳朵位于肩的前面还是后面

下巴向上还是向下

手臂位于身体前还是后

耳、肩、膝、踝等的连线是怎样的类型

第三节
瘦才美？你错了

俗话说得好，什么事情做得太过就不好了，所以太胖或者太瘦都是有害健康的。因此，当我们的 BMI≤18.5 时，就是体重过轻，也需要警惕。

1 太瘦的女生看起来并不美

尽管太瘦的女生身体可能并没有疾病，但由于过瘦，她们的精神状态会较差，容易疲劳，皮肤也没有弹性，身材曲线不明显，缺乏女性凹凸有致的性感美。很多娱乐明星追求瘦身是为了在电视上看起来好看，而现实中的我们并不需要盲目追求过瘦。

2 过瘦还会带来健康问题

（1）易致月经不调或闭经。女性体重过轻会导致雌激素分泌减少，常常会导致月经不调或者闭经。

（2）易致骨质疏松。体重过轻的人常常会缺钙，而且因为脂肪量很少，很难练成肌肉，这样会影响骨细胞的功能和代谢，易致骨质疏松。

（3）容易掉头发。人体的正常代谢，每天都会有掉落的头发，但因为太瘦，头发会比普通人掉得更多，体重过低会导致营养不良，头发所需的营养供应不足。

（4）对孕妇生育影响大。过于纤瘦的孕妈妈会由于缺乏营养、激素分泌不足，导致胎儿在子宫内发育迟缓的可能性比较高。体重过轻、身体过瘦还可能会导致妊娠期并发症发生率增高、分娩困难等。

（5）影响怀孕。适量的脂肪对女性的健康有着重要意义，它与月经和生育息息相关。只有维持正常的月经周期，女性才可能具备生殖能力。女性的每次月经都需要消耗一定的脂肪量，如果脂肪过少可能会造成不排卵或闭经，受孕就会变得困难。

（6）易致贫血。过于消瘦者普遍存在营养摄入不均衡的问题，铁、叶酸、维生素 B_{12} 等造血物质摄入不足，进而可能发展为贫血。

（7）记忆力衰退。大脑运转也需要脂肪提供动力，若体内脂肪摄入量和存储量不足，机体营养匮乏，会使脑细胞受损，直接影响记忆力，人就会变得越来越健忘了。

（8）易致胃下垂。当人体过于消瘦时，身体内腹壁松弛、腹肌薄弱，会导致悬吊、固定胃的肌肉和韧带松弛无力，腹压下降，随之整个胃的生理位置就会降低，胃蠕动减弱，从而引发胃下垂。

（9）易致血尿。我们的肾脏由一层致密的结缔组织包裹着。过于消瘦的人体内脂肪含量不足，导致这层结缔组织变松弛，无法给肾脏提供营养、起不到保护作用。所以，肾脏容易下垂并导致内部静脉血渗出，严重时出现血尿，还常伴有腰部酸痛。

因此，我们瘦下去的目标可不是越瘦越好，我们想要塑造的是一种健康有活力、美丽又性感的时尚体型。

第四节
少吃点儿可以瘦得更快吗

俗话说，"管住嘴，迈开腿"，这不仅是健康生活所需要做的事，要想塑造完美体型就更要严格做到。说到饮食与运动的关系，我们就不得不提到基础代谢率和热量消耗两个概念，搞清楚了它们，想要瘦身或增重的朋友就有一个基本方向啦！

1 提高基础代谢率才是你应该做的

基础代谢率（BMR）是指人体在清醒且非活动状态下，不受肌肉活动、环境温度、食物及精神紧张等影响，仅用于人体各器官的机能如呼吸、心跳、氧气运送、腺体分泌、排泄等维持生命所需的最低能量。

基础代谢率的计算公式有多种，以下为其中三种，最常见的是第一种。

（1）基础代谢率（%）=（脉率+脉压差）-111（Gale法）

（2）基础代谢率（%）= 0.75×（脉率+脉压差 ×0.74）-72（Read法）

（3）基础代谢率（%）=1.28×（脉率+脉压差）-116（Kosa法）

也可以用简单的方式计算自己的基础代谢率，公式如下。

男性基础代谢率 = 67 +［13.7× 体重（千克）］+［5× 身高（厘米）］-［6.8× 年龄（岁）］

女性基础代谢率 = 661 +［9.6× 体重（千克）］+［1.8× 身高（厘米）］-［4.7× 年龄（岁）］

每天适量的运动有助于提高身体的基础代谢率，而节食（极端式绝食）会降低人的基础代谢率，其实得不偿失。基础代谢率对减肥有非常大的影响，因此不能过度节食或绝食，而是应该选择合理饮食和运动健身相结合的方式。

2 学会算热量消耗

食物中能产生热量的营养素有蛋白质、脂肪和碳水化合物，它们经过氧化产生热量维持生命、生长发育和运动。热能供给过多时，多余的热量就会变成脂肪储存起来，时间久了，身体就胖起来了，也就是说当摄入的热量大于消耗的热量，你就会长胖哦！

营养学中用"千卡"作为热量的单位。1千卡等于1000卡，1千卡是指在一个大气压下1000克水升高1℃所需要的热量。

热量消耗的途径主要有三种：第一种是基础代谢率，占了人体总热量消耗的65%～70%；第二种是身体活动，占人体总热量消耗的15%～30%；第三种是食物的热效应，所占比例最少，约10%，这三者的比例大致固定。

食物中所含的热量，以每克为单位，分别是碳水化合物 4 千卡、脂肪 9 千卡、蛋白质 4 千卡、酒精 7 千卡、有机酸 2.4 千卡。

不同的体育运动项目和练习内容也会消耗不同的热量，以下是几项常见的运动项目与热量消耗的对应数据（表 1-1）。

表 1-1 体育活动方式与热量消耗

活动强度	脉搏（次/分）	消耗量（千卡/分）	活动方式
轻度	120 以下	低于 5	高尔夫球、保龄球、排球、一般工作
中等	120～150	5～10	慢跑、网球、骑自行车、健美操、篮球、长走、短网拍壁球、身体部位锻炼
剧烈	150 以上	高于 10	跑步、快速游泳、其他短暂的剧烈运动

合理饮食与适量运动都是人体健康的基础。大部分种类的食物所含的热量情况如下（表 1-2）。

表 1-2 食物热量

食物（100 克）	热量（千卡）	食物（100 克）	热量（千卡）	食物（100 克）	热量（千卡）	食物（100 克）	热量（千卡）
米饭	125	对虾	90	干紫菜	260	蚕豆	90
馒头	225	河虾	75	黄豆	410	四季豆	30
标准粉	335	海参	65	绿豆	335	绿豆芽	35
油条	320	瘦猪肉	290	胡萝卜	30	黄豆芽	90
挂面	335	肥猪肉	820	白萝卜	25	土豆	80
玉米面	365	牛肉	300	西红柿	15	红薯	120
窝窝头	190	羊肉	305	辣椒	20	笋肉	25
麦乳精	365	牛肚	95	南瓜	30	茄子	20
牛乳	70	猪心肝	125	大白菜	10	麻油	760
母乳	65	猪肾	105	菠菜	12	豆腐皮	395
豆浆	40	鸡肉	110	西瓜	20	姜	55
河蟹	120	鸭肉	135	韭菜	20	熟火腿	115
带鱼	120	鸡蛋	165	芹菜	20	莴苣	15
鲫鱼	120	鸭蛋	175	大蒜	110	兔肉	80
鲤鱼	115	酱油	70	花生仁	580	苹果	60
鳝鱼	80	醋	5	丝瓜	20	香蕉	90
黄鱼	80	干海带	260	橘子	45	梨	40
鱿鱼	75	黑木耳	300	荔枝	60	桃	30
豆腐干	186	洋葱	40	豆腐	50	柠檬	40

③ 合理安排膳食

（1）食物多样，谷类为主。

平衡膳食模式是最大限度上保障人体营养和健康的基础，食物多样是平衡膳食模式的基本原则。每天的膳食应包括谷薯类、蔬菜水果类、畜禽肉鱼蛋奶类、大豆坚果类等。建议平均每天摄入 12 种以上食物，每周 25 种以上。谷类为主是平衡膳食模式的重要特征，建议成年人每天摄入谷薯类食物 250~400 克，其中全谷物和杂豆类 50~150 克，薯类 50~100 克；膳食中碳水化合物提供的能量应占总能量的 50% 以上。

（2）吃动平衡，健康体重。

体重是评价人体营养和健康状况的重要指标，吃和动是保持健康体重的关键。各个年龄段人群都应该坚持天天运动、保持能量平衡和健康体重。体重过低和过高均易增加疾病的发生风险。推荐每周应至少进行 5 天中等强度身体活动，累计 150 分钟以上；坚持日常身体活动，平均每天主

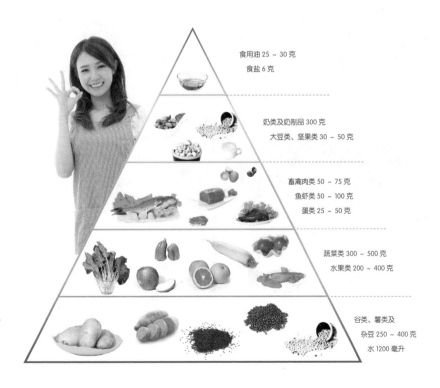

食用油 25 ~ 30 克
食盐 6 克

奶类及奶制品 300 克
大豆类、坚果类 30 ~ 50 克

畜禽肉类 50 ~ 75 克
鱼虾类 50 ~ 100 克
蛋类 25 ~ 50 克

蔬菜类 300 ~ 500 克
水果类 200 ~ 400 克

谷类、薯类及
杂豆 250 ~ 400 克
水 1200 毫升

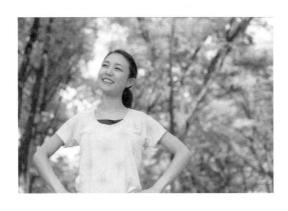

动活动身体，如走路 6000 步；尽量减少坐的时间，每小时站起来活动 3～5 分钟，动则有益。

（3）多吃蔬果、奶类、大豆及豆制品。

蔬菜、水果、奶类和大豆及豆制品是平衡膳食的重要组成部分，坚果是膳食的有益补充。蔬菜和水果是维生素、矿物质、膳食纤维和植物化学物的重要来源，奶类和大豆类富含钙、优质蛋白质和 B 族维生素，对降低慢性病的发病风险具有重要作用。提倡餐餐有蔬菜，推荐每天摄入 300～500 克，深色蔬菜应占 1/2；天天吃水果，推荐每天摄入 200～350 克的新鲜水果，果汁不能代替鲜果。常吃各种奶制品，摄入量应相当于每天液态奶 300 克。平均每天摄入大豆和坚果 25～35g。

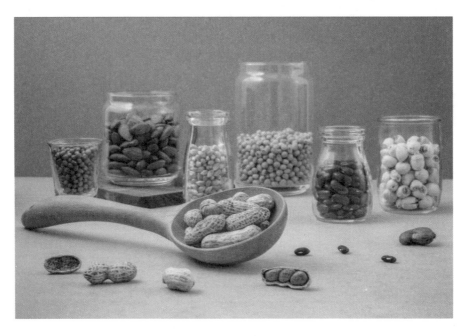

（4）适量吃鱼、禽、蛋、瘦肉。

鱼、禽、蛋和瘦肉可提供人体所需要的优质蛋白质、维生素 A、B 族维生素等，有些也含有较高的脂肪和胆固醇。动物性食物优选鱼和禽类，鱼和禽类脂肪含量相对较低，鱼类含有较多的不饱和脂肪酸；蛋类各种营养成分齐全；吃畜肉应选择瘦肉，瘦肉脂肪含量较低。过多食用烟熏和腌制肉类会增加肿瘤的发生风险，应当少吃或不吃。推荐每周吃鱼 280～525 克，畜禽肉 280～525 克，蛋类 280～350 克，平均每天摄入鱼、禽、蛋和瘦肉总量 120～200 克。

（5）少盐少油，控糖限酒。

我国多数居民目前食盐、烹调油和脂肪摄入过多，这是肥胖和心脑血管疾病等慢性病发病率居高不下的重要因素，因此应当培养清淡饮食习惯，成人每天食盐不超过 6 克，烹调油 25～30 克。过多摄入添加糖可增加龋齿和超重发生的风险，推荐每天摄入糖不超过 50 克，最好控制在 25 克以下。水在生命活动中发挥重要作用，应当足量饮水。建议成年人每天 7～8 杯水（1500～1700 毫升），提倡饮用白开水和茶水，不喝或少喝含糖饮料。青少年、儿童、孕妇、乳母不应饮酒，成人如饮酒，男性一天饮用酒的酒精量不超过 25 克，女性不超过 15 克。

温馨提示　　　　　**健康饮食小贴士**

1. 饿了才吃饭会变胖。因为饿了比较容易暴饮暴食、狼吞虎咽，所以饿了才吃饭就很容易变胖啦。

2. 早餐不可少。俗话说，早上要吃得像皇上，中午可以吃得像平民，晚上应该吃得像乞丐。早餐非常重要，长期不吃早餐容易造成消化道疾病，而且吃早餐将开启身体高效的新陈代谢，能让工作和学习都快速进入状态。

3. 过了饭点食量减半。当你不得不过了应该吃饭的时间再进食的时候，请以蔬菜为主，并将饭量减半，尤其在临近睡觉的时间段进食，十分不利于消化，也会影响减肥效果。

4. 吃肉的原则：吃肉的时候应该尽量选择脂肪含量低的肉类，如鸡胸肉、金枪鱼肉、青花鱼肉等。

5. 每天 8 杯水，皮肤好，身体棒。

6. 细嚼慢咽超重要。每次 20～30 次咀嚼将带给你饱腹感，延长咀嚼时间能够促进唾液分泌，帮助胃部减轻"工作"的负担。如果能坚持，瘦身不是梦。

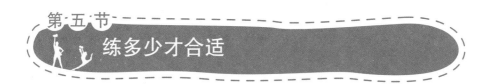

第五节
练多少才合适

有了良好的饮食习惯，多大的运动量才有利于健康呢？一般来说，如果一个人一周进行 3 次身体锻炼，每次超过 30 分钟且达到相应的练习强度，就属于"体育人口"了。

1 练多少

从运动持续时间来看，世界卫生组织对人们正常的运动量提出如下建议。

5～17 岁儿童和青少年：每天应当至少进行 60 分钟中等强度到高强度身体活动；每天身体活动超过 60 分钟将获得额外的健康效益；每周应当进行至少 3 次加强肌肉和骨骼的活动。

18～64 岁成人：每周 3 次以上或每周至少 150 分钟的中等强度身体活动，或一周至少 75 分钟的高强度活动，或中等强度和高强度活动综合起来达到这一等量的身体活动。

为获得额外的健康效益，成人应将中等强度身体活动增加至每周 300 分钟或应达到等量的身体活动。

每周应至少有两天进行加强身体主要肌群的各种活动。

65岁及以上老年人：每天30分钟以上适当锻炼，或每周应进行至少150分钟的小强度身体活动，如果有余力者可以根据自身情况增加锻炼时间。

行动不便者每周应至少有3天进行身体活动以加强平衡和防止跌倒。

不同类型身体活动的强度也宜因人而异，为了心肺健康，每次应至少持续身体活动10分钟，或者增加每天锻炼的频率。

2 量多大

（1）如何调控运动强度？

运动量又被称为运动强度。运动强度可划分为小强度、中等强度和大强度三个级别（表1-3）。

表1-3　运动强度

运动强度 类型	小强度运动	中等强度运动	大强度运动
心率	对身体的刺激强度较小，运动过程中心率一般不超过100次/分	对身体的刺激强度适中，运动过程中心率一般在100~140次/分	对身体的刺激强度较大，加强机体适应力，运动中心率超过140次/分
适宜人群	中老年人或体质较弱者	普通健身人群	青壮年或长期锻炼者
种类	散步、做操	肌肉拉伸塑型、肌群力量练习、健步走、慢跑、骑自行车、游泳、太极拳、广场舞	跑步、快速骑自行车、快节奏的健身操和快速爬山、登楼梯、网球、篮球、羽毛球

总体上，有良好运动习惯、体质好的人，可进行大强度、中等强度运动；具有一定运动习惯、体质一般的人，可采用中小强度运动；初期参加体育健身活动、体质较弱或中老年人，可进行小强度运动。运动锻炼者，在实施健身活动方案时可根据自身情况科学调整运动强度，不要过于劳累，逐渐增加练习内容和强度，循序渐进地增强体质和运动能力。

（2）如何监测运动强度？

监测运动强度的指标有心率、呼吸变化和主观体力感觉等。

心率监测。

活动强度越大，机体和心脏对运动刺激反应越明显，心率越快。一般常用最大心率百分数和运动中的实测心率来监测运动强度。

最大心率是指人体运动过程中所能达到的极限心率，用"次/分"表示。人体最大心率的计算与年龄有关，采用下列公式可以推算正常人群的最大心率：

最大心率（次/分）=220－年龄（岁）

活动时，心率在最大心率的85%或以上，相当于大强度运动；心率控制在最大心率的60%～85%，相当于中等强度运动；心率控制在最大心率的50%～60%，相当于小强度运动。

呼吸变化监测。

活动引起人体呼吸频率和呼吸深度变化，因此可以根据运动中的呼吸变化监测运动强度。

呼吸平稳：与安静状态相比，运动时呼吸频率和呼吸深度变化不大，呼吸平稳时可以唱歌。这种呼吸状态下的运动心率一般在100次/分以下，相当于小强度运动。

呼吸比较平稳：运动中呼吸深度和呼吸频率增加，可以进行正常语言交流。运动心率相当于100～120次/分，为中小强度运动。

呼吸比较急促：运动中只能讲短句子，不能完整表述长句子。运动心率相当于120～140次/分，为中等强度运动。

呼吸急促：运动中呼吸急促、略困难，不能进行语言交谈。运动心率一般超过140次/分，为大强度运动。

主观体力感觉监测。

人体运动过程中的主观体力感觉可大致概括为6～20级，用于测定自身的运动强度。一般来说6～8级为日常状态，小强度运动的主观体力感觉为很轻松、轻松（9～12级），中等强度运动的主观体力感觉为稍费力（13～14级），大强度运动的主观体力感觉为费力以及很费力（15～18级），19～20级则是非常费力，差不多达到了力竭状态（表1-4）。

主观体力感觉等级与心率密切相关，运动过程中的主观体力感觉等级数乘以 10，相当于运动中的心率（次 / 分）。如运动中主观体力感觉等级数为 12，则相当于运动中的心率 120 次 / 分。锻炼者可以通过主观体力感觉来控制自己的运动强度。

表 1-4　主观运动强度（RPE）测定表

主观运动感觉	主观运动强度	相对强度 /%	相应心率 /（次·分）
安静	6	0.0	—
非常轻松	7	7.1	70
	8	14.3	—
很轻松	9	21.4	90
	10	28.6	—
轻松	11	35.7	110
	12	42.9	—
稍费力	13	50.0	130
	14	57.2	—
费力	15	64.3	150
	16	71.5	—
很费力	17	78.6	170
	18	85.8	—
非常费力	19	90	190
	20	100	200

当然，在锻炼过程中，运动者还需要根据自身的体质状况和感受来合理安排自己的运动强度。如果感到胸闷、呼吸困难、头晕、四肢发软等，则需要适当休息或减小运动强度。

知识链接 运动与减肥的几个误区

1.哪儿胖就减哪儿。这样的说法是不够正确的，一方面局部运动总耗能很少，容易疲劳也不易持久。另一方面脂肪供能是由神经和内分泌来控制的，供血条件越好越有利于脂肪消耗。

2.运动强度越大，减肥效果不一定越好。持久的小强度有氧运动比较能够使人消耗多余的脂肪，因为此时肌肉主要利用氧化脂肪酸获取能量，使得脂肪消耗大。当运动强度增大，脂肪消耗比例反而减少，因此长时间的低强度运动（心率在100~124次/分）是最有利于减肥的。

3.仰卧起坐不能减少腹部脂肪。其实仰卧起坐只是能够增强腹肌力量，对于消除腹部脂肪效果甚微，而有氧运动才是消耗脂肪的好办法。

知识链接 运动中的危险信号

第一种：如果发生以下任何一种情况，即使只有一次也要停止运动，在咨询医生之后才可以恢复运动。

◆ 心律异常。这包括不规则的心跳、心脏快速跳动，或者是心悸、突然加重的心跳，或者在正常心跳之后出现很慢的心率，这可能发生在运动中或运动后。

◆ 胸、手臂或喉咙感到疼痛或压力，这可能在运动中或运动后发生。

◆ 眩晕、突然丧失协调、神志迷乱、出冷汗、目光呆滞、面色苍白、忧郁或者昏厥。

在这种情况下，要停止运动，也不要做放松运动，躺下并抬高双脚，或者坐下，把你的头放在双腿之间直到症状消失。

第二种：立即试用建议的疗法，如果没有作用，就去看医生。

◆ 长期的窦性心律过速。这可能在你接近自己最大运动强度时和运动后 5～10 分钟内发生。要改变这种状况，可以把运动心跳保持在中等以下运动强度，并且逐渐增加运动量。当症状仍不消失时，就去看医生。

◆ 关节炎发作。休息直到症状消失再参加运动。如果使用药物没有作用，就去看医生。

第三种：一般可以不用看医生就可消除的症状，但你最好告诉医生。

◆ 运动后恶心或呕吐。减少运动量并延长放松的时间。

◆ 在运动停止后仍持续 10 分钟以上的严重呼吸困难。需减小运动强度，在运动中要保持能够谈话。

◆ 疲劳恢复过慢。如果你在运动后 24 小时仍不能消除疲劳或在运动后出现失眠，就要降低运动强度，保持中低强度的运动，并且缓慢地增加运动量。

第六节 练多了肌肉会变粗？你想多了

现实中，很多年轻女孩总是担心做运动后会让自己肌肉发达，看起来更壮实。比如，跑步会让腿变粗、举哑铃会把胳膊练粗、并不想练出八块腹肌等。其实，真是想多了！

1 肌肉是怎么结成块的

肌肉的增长主要依靠高强度、针对性的训练，肌纤维增粗、增多，让肌肉更加发达。因此练出粗腿，有两个必要条件：一是系统的、较大强度的训练，二是及时地补充营养。并且女性练出肌肉也比男性更难，因为生成肌肉需要雄性激素——睾酮，女性体内睾酮的分泌量较少，所以大家进行日常的运动再加上拉伸放松，大可不必担心"一练腿就会变粗"的情况出现。

此外，运动生理学家发现，囤积在腿部的脂肪是比较难消除的，想要瘦腿并不复杂，但需要持之以恒，通过运动和热量控制就能达到瘦腿的目的。

② 容易导致腿变粗的坏习惯

（1）性感太"紧身"，胖得穿不上。

穿紧身牛仔裤、束身内衣等紧身衣物，迷你裙、无袖衫等性感穿着，都会让下身发胖。因为太紧身的服装会阻碍腿部正常活动，还会阻碍腰腿部位血液循环；短裙会使腿部受凉，同样影响血液循环，导致脂肪堆积。

（2）跷腿坐着，一边优哉一边胖。

此刻，你可能正窝在沙发里，跷着腿读书。无论在家还是在办公室，如果你跷着腿坐一整天，会阻碍腿部血液和淋巴循环，导致下半身浮肿、脂肪增厚、肌肉僵硬。

（3）内分泌紊乱，坏习惯让你胖。

饿一顿饱一顿、乱服减肥药、意外怀孕、饮食没有规律等，都会让内分泌、雌激素分泌紊乱，导致脂肪在腹部和大腿部位堆积，下半身越来越胖。

（4）跋拉着走路，小腿拼命胖。

平时没时间运动，走路上下班也可以健身。但走路姿势不对，或鞋子穿得不对，不仅减不了肥，还可能变得更胖，甚至严重影响足部健康以及身材。比如走路跋拉，就完全无法燃烧腿部脂肪，反而小腿会变得更粗壮。

（5）久坐不起，阻循环、易水肿。

在椅子上一坐就是一整天，下半身不变胖都很难。坐着的时候腹股沟受到压迫，血液、淋巴循环不畅。血液、淋巴循环变差不光容易水肿，还会使脂肪、水分堆积，形成橘皮组织。1个小时最少起身1次，做一些伸展操是很重要的。

（6）很少去上洗手间，导致小腿肿胀。

有人为了漂亮，执行多喝水的准则，却很少上洗手间，这会造成下半身水肿，使小腿变得粗胖。多喝水、多跑洗手间促进水分代谢，定时做伸展操，多走路，都是有效提高基础代谢的好方法。

（7）忍受低温，美丽"冻"人。

当天气越来越冷，即使在暖气房间里，有的人双脚还是一样冰冷。如果漠视不管，下半身血液循环就会越变越差，脂肪越堆越多，下半身也会慢慢变胖。

③ 运动后莫忘拉伸

运动后进行腿部按摩可以促进血液循环、放松腿部肌肉、消除水肿。双手从脚踝至大腿方向，进行大小腿内侧的按摩动作，重复做3次，直至感觉腿部发热为止，然后五指张开，双手在大腿根部进行拍打放松。

此外，运动后拉伸也非常重要。进行一些简单的拉伸运动，把刚刚锻炼的肌肉、韧带拉长，既能缓解运动后肌肉紧张和疲劳，又能给腿部肌肉塑形，避免肌肉僵硬变粗，保持好看的腿部线条，塑造更加完美的腿形。

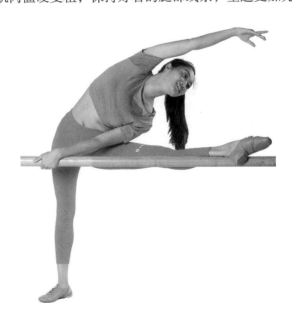

第七节
不喜欢运动怎么办

我们经常会听到有人说："我不喜欢运动耶""我跑一会儿就特别喘，太难受了""我柔韧性差，又不协调，学不会动作，不适合运动""我觉得出汗很难受"……真是这样吗？

1 你可能在给自己"不运动"找理由

（1）意识误区。

有些人对运动有这样的误区，运动并不是生活的必需品，认为自己不胖，身材苗条，只有需要减肥的人才需要运动。还有人认为做运动会长肌肉，他们不希望身上肌肉一块一块的，也害怕腿变粗。其实，运动是促进健康的一种途径、手段，并不是只有减肥的人才需要运动。对于担心长肌肉的女性来说，每次运动过后进行充分的拉伸可以有效避免形成肌肉块，而且练出肌肉块并不容易，也只有运动达到较大的量才会形成肌肉块。还有的人感受不到运动的有趣之处，认为运动没有意思，其实运动的形式多种多样，找到适宜的运动项目和练习方式，加入一个志同道合的运动群体，都可以提高人们对运动的兴趣，帮助练习者爱上运动。

（2）缺乏运动体验，尚未形成运动习惯。

现实生活中工作压力大，活动时间不充裕，都会使得人们不重视运动。有的人偶尔被迫参加一些体育活动也没能感受到运动的好处和乐趣，甚至还可能遭遇了痛苦或尴尬。而实际上，运动的魅力是无处不在的。人们可以根据自己的时间灵活安排运动，这样不但有利于缓解身体疲劳、提高工作效率、愉悦身心，还可以在不知不觉中保持或优化自己的身材、提升自信心。习惯成自然，就像每天都要刷牙洗脸一样，运动应该成为一种健康生活的习惯。

（3）社会大环境问题。

很多时候人们会为不运动找很多理由，下雨、下雪、暴晒、雾霾等天气也都会影响人们进行运动。运动场地不便利、找不到地方进行锻炼、很多运动项目需要较高花费等，都会使得人们对运动的兴趣减弱或者停止。但是，大家可能忽略了一个问题，有些运动项目需要完善的场地设施，但一般的身体锻炼、肌肉练习则可以随时随地开展起来，不用花钱、不受场地影响，只要你掌握几个动作、身体动起来就可以开始啦！

2 运动好处多

实际上，人们不运动的最根本原因是没有感受到运动带来的益处，没有真正享受到运动的乐趣。而且研究表明，经常运动的人更有自信，在社会交往中也往往表现得更加出色。那么，运动能给大家带来哪些好处呢？

（1）生理方面。

可提高胰岛素敏感度，稳定血糖；改善血小板聚集，增强机体的适应能力。

可增强心肺功能，提高肺活量，促进血液循环，减少发生心血管疾病的风险。

可促进体内的物质代谢，机体对能源物质和氧的利用更充分，使人体适应内外环境的变化、保持机体生命活动的正常进行。

可提高柔韧性，减少肌肉拉伤，预防和改善中老年人关节性疾病。

可增加骨密度，预防骨质疏松；增加筋骨灵活性，减少受伤发生率，增强处理突发意外的能力。

有利于人体的生长发育，提高免疫力，减少疾病。

是控制体重最有效的方式，同时可以控制对热量的摄取，防止肥胖发生。

有助于改善和塑造体型，因为运动可以降低脂肪含量、调节和激活松弛的肌肤，使你健康、有活力。

能改善神经系统的调节功能，调节中枢神经系统的兴奋与抑制过程，并及时做出协调、准确、迅速的反应。

运动还有助于增强记忆力。

（2）心理方面。

增强自尊心、自信心，建立良好的自我形象，促进社会交往。

运动可以舒展身心，有助于消除精神的紧张与压力。

有助于睡眠。

提升自我效能感、自我知觉以及自我成就感。

保持健康的心态，提高生活幸福指数。

（3）人格方面。

有助于培养人的规则意识。

有助于培养人的团结精神。

有助于培养人的协作及集体主义精神。

有助于增加社交的机会，增进人与人之间的沟通。

有助于培养坚韧的意志力和勇于挑战的精神。

3 运动出汗更健康

排毒防癌。汗液是体内砷、镉、铅、汞等有害物质的排出途径之一，在汗液中可以检测到与尿液中浓度相当的重金属成分，有时浓度甚至会比尿液还高。

润肤护肤。出汗的过程是从毛孔中排出汗水，人体表面分泌的油脂和杂物也会一同排出。因此，夏天多流汗也有助于保持体表皮肤的洁净，滋润皮肤，减少皮肤上的粉刺和痘痘。

减肥防慢病。出汗能消耗身体多余的能量，有助于促进脂肪的分解，有一定的减肥作用。高血压、高脂血症等慢性病及心脑血管疾病也会得到控制。

提高免疫力。汗液中含有的抗菌肽能有效地抵御病毒、细菌和真菌；出汗能有效地增强自身免疫力，提高抗菌、抗病毒的能力。

促进消化。出汗时会加快整个身体的代谢，有助于胃肠道蠕动，改善消化功能。

保护肝脏健康。如果你在前一晚喝酒了，或者进食了不健康的饮食，那么第二天运动出汗，可以帮助肝脏排出毒素，特别是和酒精有关的一些代谢产物。

稳定血压。运动出汗有助于扩张毛细血管，加速血液循环，增加血管壁弹性，从而达到降低血压的目的。

保护骨骼。运动对骨质的生长、重建及维持产生积极的作用，有助于阻止钙质的流失，预防骨质疏松。

加速身体恢复。当运动到一定程度而出汗时，血流加快会从肌肉中带走更多的代谢物，即肌肉损伤产生的副产品，从而减少运动后的疼痛感，加速身体恢复。

提高运动表现。运动时出汗越早，意味着对体温的调节就会越快，消耗体内的能量就会越少。当这方面的能量消耗减少时，专门用于运动本身的能量就会越多，从而更有助于运动表现。

增强记忆力。出汗也会让人体细胞处于活跃的状态，保持精神集中，增强记忆力，让大脑更有活力。

预防感冒。出汗实际上有助于抵抗细菌、病毒和其他病原体的感染。

第八节 制订计划，开始锻炼吧

对于想获得健康、拥有良好身材的人来说，如何计划好积极运动的生活方式是十分关键的，但无论多好的健身计划都需要实施才能获益。现代人面临的挑战是如何使有计划的运动锻炼成为自己的生活习惯，成为自己生活的一部分。

1 制订自己的健身计划

无论你是刚开始健身还是经常锻炼，都应该制订一个适合自己的健身计划：

制订健身计划

```
1. 了解自己的身体状况
        ⇩
2. 建立短期和长期目标
        ⇩
3. 选择适合自己的运动项目
        ⇩
4. 制订一个周计划表
        ⇩
5. 记录自己的锻炼感受
        ⇩
6. 重新修改你的健身计划
```

2 记录自己的锻炼感受

以周为单位，用健身记录卡做记录可以帮助你坚持你的健身计划。你可以记录下你的活动强度和坚持运动的时间，这样不但可以及时记录你的健身效果，同时也便于对自己的计划进行调整和修改。

健身记录卡

日期＿＿＿＿＿＿＿＿

时间	地点	项目	强度	时间长度	健身时的感受
周一					
周二					
周三					
周四					
周五					
周六					
周日					

注：在开始运动初期，根据自己的练习情况，记录下你所有形式的健身活动。锻炼强度和时间长度得分见表1-5、表1-6。

表1-5　锻炼强度得分

得分	锻炼强度
5分	长时间呼吸急促和大量排汗
4分	间歇性呼吸急促和大量排汗
3分	呼吸急促程度和排汗程度中等
2分	呼吸急促程度和排汗程度适中
1分	呼吸急促程度和排汗量轻微

表1-6　锻炼时间长度得分

得分	锻炼时间长度
4分	超过30分钟
3分	20～30分钟
2分	10～20分钟
1分	少于10分钟

③ 合理规划自己的运动"处方"

运动的类型很多，锻炼的效果也会有些不同。选择安排自己的运动方式时可考虑室外与室内相结合、动态性与静态性相结合、柔韧性和力量性相结合、局部和全身相匹配等原则，既可全面提升自己的心肺功能，又能塑造良好体型体态，打造健康活力、充满魅力的自我。

（1）全身性耐力活动。

即有氧运动，指人体在氧气充分供应的情况下进行的体育锻炼，它的特点是强度低、有节奏、持续时间较长。有氧运动可提高锻炼者的心肺功能，改善由于不良生活方式导致的循环系统和代谢系统疾病。可选择登山、慢跑、游泳、球类运动等。

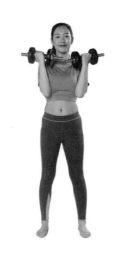

（2）身体肌肉力量活动。

足够的肌肉力量，不仅是跑得更快、跳得更高、投得更远、举得更重的重要基础，还与我们正常的生活息息相关，如日常呼吸、平衡稳定及良好身体姿势的保持等。增强力量练习可采用徒手练习（俯卧撑、仰卧起坐、俯卧两头起等）和器械练习（哑铃、杠铃、大型健身器械等）两种方法。适当身体肌肉练习是塑造健美活力体型的重要基础。

（3）柔韧性与形体练习。

柔韧性是人体关节在最大范围内活动的能力。

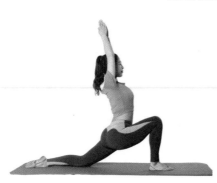

良好的柔韧性能起到保持正常的生活质量，维持正常的步态，预防损伤的发生，减轻损伤的程度，提高灵敏、速度、平衡能力等身体素质的作用。练习的方式主要有肌肉拉伸、形体练习、瑜伽、太极拳、体操、有氧体操、游泳等。

第九节
不可忽视的放松环节

运动后可别忘了放松，尤其是中等强度以上的运动锻炼后一定要养成及时放松的好习惯。放松不但有助于疲劳快速恢复，对保持良好的肌肉线条和弹性也非常重要。

① 静力性拉伸放松疗法

静力性拉伸放松疗法包括肩、臂、背、椎、腰、膝、踝等部位肌肉和韧带的拉长伸展，重点拉伸放松腰大肌、大腿前后肌群、内外侧肌肉和小腿肌肉等，可使心血管系统、呼吸系统对氧气的消耗仍保持在较高水平，有利于偿还运动时所欠的"氧债"。放松活动使肌肉得到松弛，可避免由于局部循环障碍而影响代谢过程，改善血液循环，减轻肌肉酸痛和僵硬程度，消除局部疲劳，对预防运动损伤发生也有良好的作用。

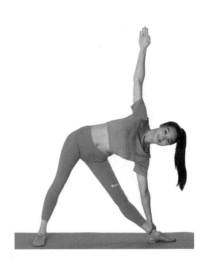

另外，本书第 2～5 章的第一节中的内容可作为放松拉伸动作，建议大家选择使用。

② 物理疗法

运动结束后 20 分钟或运动当晚睡前可以进行物理疗法，以提高肌肉韧带的工作能力，加速导致肌肉僵硬紧缩和酸胀痛的代谢产物的排出，改善血液循环和心脏收缩功能，加速机体的恢复按摩。可从轻按开始，逐渐过渡到推拿、揉捏、加压和叩打等手法。按摩应先全身后局部进行放松。可先按摩大肌肉群，后按摩小肌肉群，如按摩下肢时先按摩大腿肌肉，后按摩小腿肌肉。肌肉发达的部位可采用肘顶、脚踩方式。

③ 热水澡或温泉浴

运动后半小时可以采用泡澡或温水浴等方式进行放松，温水浴可促进全身的血液循环，调节血流，加强新陈代谢，有利于机体营养物质的运输和代谢产物的排出。水温一般为 42℃ 左右为宜，时间为 10～15 分钟，勿超过 20 分钟。还可采用冷、热水浴交替促进身体的放松，冷水水温为 15℃，热水水温为 40℃，冷水淋浴 1 分钟，热水淋浴 2 分钟，交替 3 次。

4 意念活动疗法

意念活动主要是心理恢复，通过一定的套语暗示进行导引，使肌肉放松，同时放松紧张的大脑神经系统和疲劳的心理。如暗示性的肌肉松弛、心理调节训练。下面介绍几种方式的意念活动：

让锻炼者仰卧在垫子上，全身放松，平稳呼吸，排除杂念，集中注意力，双目微闭，大脑默想全身放松，体会肌肉放松后舒适的感觉。

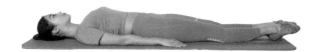

盘坐，把注意力集中到丹田，伸直脊柱，意守片刻，想象自己全身发热。有一股暖流从头顶百会穴流入大脑，这股暖流沿头顶往下走，所到之处身体就感到发热。

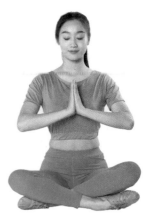

站立位，做深呼吸，同时伴随一呼一吸做缓慢举臂和放臂的上体自然拉伸、牵引，尽量牵拉到腰背部、胸部肌肉和韧带。可重复几次。

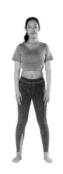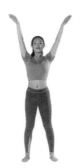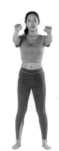

睡前冥想放松。在入睡前放松呼吸并感受身体的部位，可以是手臂、腿部等，要一直感受放松的状态，此时大脑也要放松。此外，运动者每天应保证8～9个小时的睡眠。

第 2 章

昂首挺胸

——美，从"头"开始

日常生活中很多女性长相甜美、妆容精致，但不良的体态、体型会使女性的美大打折扣。其中最常见的是驼背、耸肩、头前伸、八字脚等体态，这类体态的人总是给人一种心事重重、畏缩不前，甚至笨重不灵活的直观感受。而真正美丽的女性一定是昂首挺胸、精神饱满、非常自信的人，是举手投足自然大方、协调优雅的人。让我们一起从"头"开始调整姿态，变成昂首挺胸的自信美人吧！

看一看，哪个体态更好?

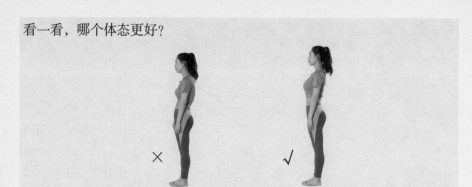

第一节

舒展筋骨

1 多方位颈屈

【练习目的】活动颈椎关节，拉伸颈部肌肉，改善颈部血液循环，为大脑提供更充
　　　　　足的能量，使头脑清醒，提高工作效率。避免或改善白领低头族对颈
　　　　　椎带来的伤害，改变长时间伏案、低头的习惯。

【环境条件】任意环境。

【动作方法】

① 准备姿势：坐姿或站姿（两腿分开，与肩同宽），双手叉腰，两肩下沉放松。
② 左右转头：保持肩部不动，左右最大幅度缓慢转头，至肩颈部有拉伸感。
③ 左右侧倒：保持双肩不动，头部向左侧或向右侧倾斜，至异侧肩颈有拉伸感。
④ 前低后仰：保持双肩不动，向后缓慢仰头至最大幅度，颈部肌肉有拉伸感，再缓慢竖颈后向下低头。
⑤ 头部绕环：保持肩部放松，头分别按顺时针和逆时针做绕环，动作缓慢，肌肉放松。

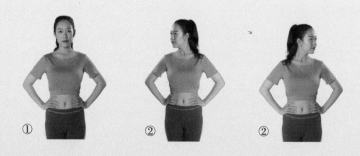

① ② ②

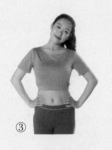 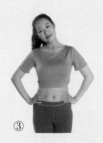 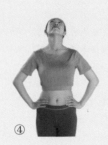 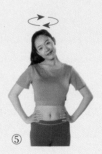

③　　　　　③　　　　　④　　　　　⑤

【练 习 量】重复练习各个动作 8～10 次。

【难度指数】★

【动作技巧】

◎ 在一个方向拉伸到最大幅度时可做 2～3 秒停顿，以更好地刺激被拉伸的肌肉，提高效果。

◎ 保持呼吸畅通，不要憋气，拉伸到最大幅度时可适当向外呼气，并保持其他肌肉放松。

【安全提示】

◎ 颈椎关节有响声属于正常，不必过于担心。

◎ 做动作时需专注，用心感受关节和肌肉的变化，动作自然不要过于勉强。

◎ 有颈椎病或颈椎不适者需谨慎练习，或做尝试后再继续，可自行选择动作方式、控制运动量，循序渐进。

2 肩颈拉伸

【练习目的】有利于颈椎、肩、背部肌肉的伸展，活动颈椎，放松颈部肌肉。

【环境条件】一个垫子，也可以开步站立。

【练 习 量】重复练习组合动作 3～5 次。

【难度指数】★★

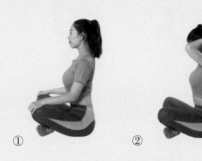

①　　　　　②

【动作方法】

① 准备姿势：保持简易坐姿（盘坐，左脚压在右腿下方，右脚压在左腿下方），或站姿。挺直脊背，下颌收紧。

② 将双手从体侧至头上打开，而后双手于脑后十指交握，低头，保持此姿势 15～20 秒。感受颈部后侧韧带的拉伸

与紧绷。

③ 双手合十向上伸展并绕至身体前侧，头部还原，双手交握放于下巴下方，两手肘最大限度地向上抬起，保持此姿势15~20秒。要求保持身体直立，腰背挺直，两肩胛骨夹紧，即感觉肩部后下方两块明显凸起。

④ 保持双手位置不动，两肘放松，双肩下沉，两手发力将下巴抬起，保持此姿势15~20秒，感受颈部前侧韧带的拉伸与紧绷。还原成准备姿势。

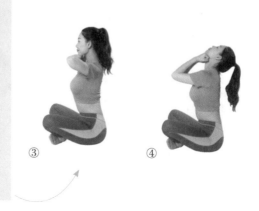

③ ④

【动作技巧】

◎ 配合动作舒适、自然地呼吸，勿憋气。

◎ 头部屈伸的幅度以舒适为宜，不要过于强求。

【安全提示】

◎ 不要过于前俯或后仰上体，以保持身体平衡。

◎ 有颈椎病或颈椎不适者缓慢尝试或小幅度活动。

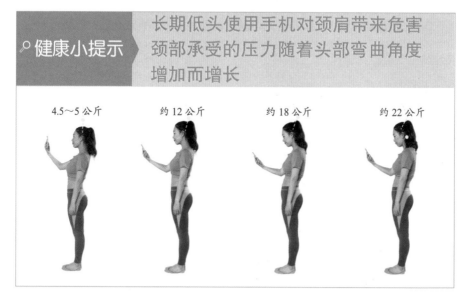

🔍 **健康小提示** ┃ 长期低头使用手机对颈肩带来危害 颈部承受的压力随着头部弯曲角度增加而增长

4.5~5公斤　　约12公斤　　约18公斤　　约22公斤

③ 展臂式

【练习目的】 伸展身体和脊背，改善消化功能，能最大限度地舒展开身体，让人体吸入更多氧气，增加血液中氧含量，解除困乏、疲惫。

【环境条件】瑜伽垫或较为柔软的地面。

【练 习 量】重复练习动作 3～5 次。

【难度指数】★★

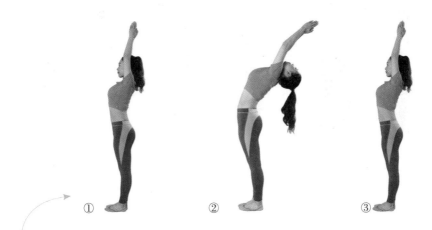

① ② ③

【动作方法】

① 准备姿势：站立，两脚打开与髋同宽。吸气，双手高举过头顶，大拇指相扣，缓慢地呼气。

② 手臂带动上身向后仰，收紧臀部，髋部向前推出。保持此动作进行 10 次呼吸。

③ 在手臂伸至斜后上方时身体缓慢抬起，还原成山式站立。

【动作技巧】

◎ 注意力集中，感受胸部、腹部、腰部肌肉的紧绷与牵拉。

◎ 向后仰时保持重心稳定，呼吸缓慢平稳。

【安全提示】

◎ 女性生理期、脊椎有问题者慎重练习。

◎ 保持身体稳定，不要过于向后倒，若感觉头晕或目眩时可减少练习时间与
次数。

4 躯干拉伸

【练习目的】舒展躯干、上肢的肌肉和韧带，纠正不良体态，提高身体的平衡控制
能力，使身体变得更轻盈。

【环境条件】瑜伽垫，也可以站立姿势。

【练 习 量】重复练习动作 3～5 次，每次动作保持 15～20 秒。

【难度指数】★★

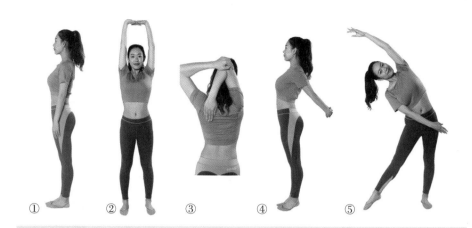

①   ②   ③   ④   ⑤

【动作方法】

① 准备姿势：并步站立，两臂自然置于体侧。

② 拉伸胸肌、背阔肌和小臂等处的肌肉：开立，两手十指交握，用力向上推，直到手臂伸直为止，配合呼吸，保持 10 秒以上。

③ 拉伸肱三头肌：一只手抓住另一手臂的肘部，用力向头部拉伸，配合呼吸，停留 15~20 秒。换对侧手。

④ 拉伸胸肌：两手置于身后、握紧，用力将手臂上抬，抬到适当的位置停住，过程中配合呼吸，停留 15~20 秒。

⑤ 拉伸背阔肌：双脚与肩同宽，脚尖向前，一手臂从体侧向上并向另一侧移动，对侧手臂自然地放在身体前方，腰部屈向一侧，动作中配合呼吸，停留 10 秒，换另外一个方向。

【动作技巧】

拉伸时逐渐加大幅度，配合均匀缓慢的呼吸，充分体会拉伸的感觉。

前三个动作尽量保持脊柱正直，第四个动作脊柱缓慢侧屈。

【安全提示】

拉伸时用力要均匀，不要过猛。

⑤ 牛面式

【练习目的】 扩展胸部，打开肩关节，防止驼背。保持身体的对称和平衡，有效防治高低肩，使得肩关节活动更加自如，令背阔肌得到完全的伸展。同时还能在一定程度上减少手臂上的脂肪。

【环境条件】 瑜伽垫一个。

【练 习 量】 重复练习动作 3~5 次，每次动作保持 15~20 秒。

【难度指数】★★

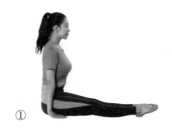

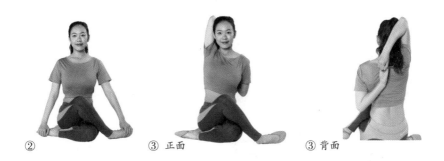

② ③ 正面 ③ 背面

【动作方法】

①准备姿势：坐在地面上，双腿伸直向前，两手置于臀部两侧。

②在两手协助下，左膝盖弯曲，左脚向后盘，置于臀部下方。抬起右腿，右腿放在左大腿上，两膝盖上下重叠。抬起臀部，尽量绷直脚背，放松脚踝。

③抬起右手臂，弯曲肘部，把右手放在背后颈部以下两肩之间的位置。左手则从背后由下向上触到右手直到两手紧扣。

松开双手，伸直腿部，放松身体。然后另一侧换做这个姿势。

【动作技巧】

◎ 向内收紧肩胛骨，右臂靠紧右侧头部，右手手肘垂直向上。

◎ 整个动作过程中应保持颈部和头部向上伸展，两眼直视前方。

【安全提示】

◎ 若双手不能触碰在一起，可使用辅助毛巾等。

◎ 若有严重的颈部或者肩部问题请勿练习。

6 背式祈祷

【练习目的】有效地展开胸廓，纠正由于不正确坐姿造成的不良体态；增强肩、肘以及手腕关节的柔韧性，同时可以按摩脊柱，提高背部的肌肉力量。

【环境条件】瑜伽垫或地毯。

【练习 量】重复练习动作 3～5 次，每次动作保持 30～40 秒。

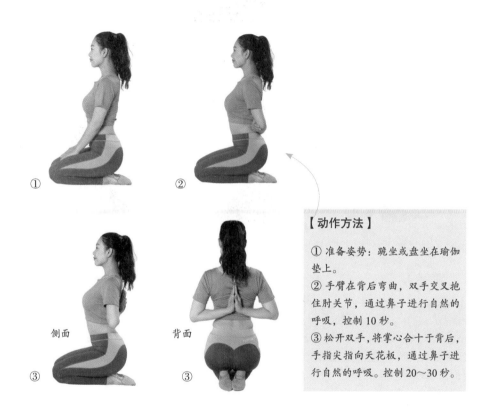

① ②

侧面 背面
③ ③

【动作方法】

① 准备姿势：跪坐或盘坐在瑜伽垫上。

② 手臂在背后弯曲，双手交叉抱住肘关节，通过鼻子进行自然的呼吸，控制 10 秒。

③ 松开双手，将掌心合十于背后，手指尖指向天花板，通过鼻子进行自然的呼吸。控制 20～30 秒。

【动作技巧】

◎ 掌心合十，放于脊柱中间，双手尽量往上抬高，展开胸部，脊柱保持延展舒适。

【安全提示】

◎ 若有严重的颈部或者肩部问题者请谨慎练习。

7 猫伸展式

【练习目的】使脊椎得到较充分的练习，增加脊椎的灵活性，伸展背部，使背部和肩部得到较好的伸展，增加弹性，美化手臂以及腰腹部曲线。同时增强消化功能，改善便秘情况，该体式非常温和、安全，可以常加练习，尤其在睡前练习，可改善睡眠质量。

【环境条件】瑜伽垫。

【练 习 量】重复练习 3～5 组，每组 15～20 秒。

【难度指数】★★

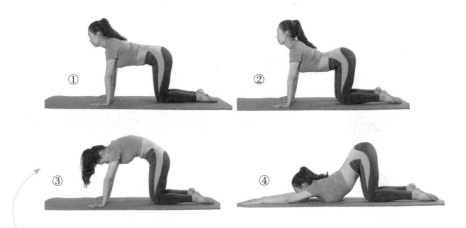

【动作方法】

① 四肢撑地跪立在瑜伽垫上，双膝两脚可分开与肩同宽，大腿垂直于地面，两臂与肩同宽，垂直于地面，脚背绷直放于地面，手指大大地张开撑在地面上，中指向前，背部保持与地面平行，大臂外旋使肩部打开，手肘处要有适当弹性。

② 吸气，随着吸气，背部慢慢向下，臀部自然向上翘起，胸部向上提升，头部随着脊柱的弯曲慢慢抬起，脖子拉长，眼睛看向斜上方，背部随着吸气向下弯成大幅度弧形，手臂与大腿仍垂直于地面。

③ 呼气，随着呼气先慢慢将背部收回，再继续向上拱起，腹部慢慢收紧，脊柱形成一个拱形，头部随着呼气和背部的拱起慢慢向下，眼睛看向大腿处，大腿和手臂仍垂直于地面，随着呼气，背部拱到最高处。随着呼吸重复上面两组动作，要让呼吸引领动作，做到流畅自然，不要屏气。

④ 做完猫伸展式练习之后可以伏地休息，或进一步做两臂前伸，胸部贴地拉伸。

【动作技巧】

◎ 完成动作时，一定要保持手与背部的延伸，并注意臀部勿坐于脚跟上。

◎ 注意呼吸的配合。

8 云雀式

【练习目的】使胸部得到伸展和扩张，对于减少腋窝附近的赘肉和消除副乳均有一
　　　　　　定功效。促进全身血液循环，恢复正常的新陈代谢。

【环境条件】瑜伽垫。

【练 习 量】重复练习 3～5 组，每组 15～20 秒。

【难度指数】★★★

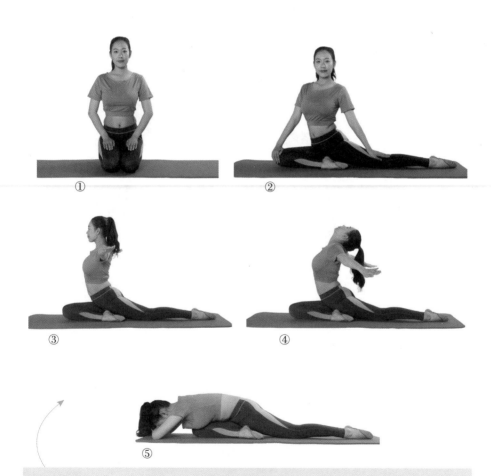

【动作方法】

①跪坐在瑜伽垫上，腰背挺直，双手自然地放在大腿上，眼睛平视前方。

②左腿向后伸展、伸直，脚背着地，右脚脚跟靠近左大腿根处，右手放在右膝盖处，左手放于
左腿上。身体略微向左转。

③双手向两侧打开侧平举，身体转正并逐渐向后伸展，舒展胸部。

④ 调整呼吸，继续将骨盆向前推，头部后仰，眼睛看向天花板。双臂尽量向后打开，如同展翅的云雀一般。保持姿势30秒。

⑤ 缓缓呼气，手臂慢慢还原，上半身渐渐向前倾，使胸腹部靠近右小腿。前臂交叉放于右膝前的地面，放松全身。

【动作技巧】

　　◎ 向后展身时缓慢吸气，向前俯身时缓慢呼气。

【安全提示】

　　◎ 后仰时不要过分追求后仰角度，避免腰部损伤。

9 椅背巧拉伸

【练习目的】使胸部、肩部得到伸展和扩张，拉伸上肢。

【环境条件】室内座椅。

【练 习 量】重复练习3～5组，每组15～20秒。

【难度指数】★

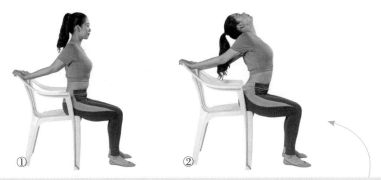

【动作方法】

① 臀部坐于椅子外沿，而后双手伸直向后抓住椅背，保持腰背挺直，两眼直视前方。

② 抬头，同时胸部向前上方挺起，肩部向后，肩胛骨夹紧。

【动作技巧】

　　◎ 拉伸时伴随均匀缓慢的呼吸。

【安全提示】

　　◎ 上身穿有弹性的衣服。练习时选择较稳定的椅子，注意坐稳，避免摔倒。

第二节 塑形

1 站姿练习

优美的站立姿态：重点在于脊柱。

站立应做到挺、直、高。挺，就是在站立时身体各主要部位要尽量舒展，挺胸抬头。下颌微直，就是收；颈要直，髋、膝部不要弯曲，给人一种挺拔向上的感觉。

2 基本手位练习

【练习目的】形体训练中的基本手位主要借鉴芭蕾中的手位动作，经过一定的变通形成。要求手臂舒展圆滑，挺胸立腰，肩胸充分展开，躯干挺拔，表现出自信与活力。形体训练的基本手位包括七个手位。

【环境条件】室内，最好面对镜子。

【练 习 量】重复练习6～8组。

【难度指数】★★

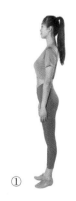

①   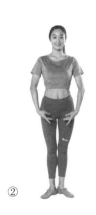

②   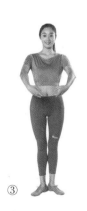

③   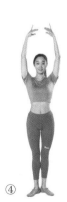

④

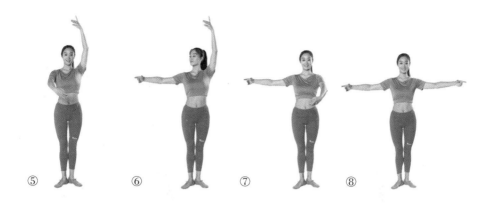

⑤   ⑥   ⑦   ⑧

【动作方法】

① 预备姿势。

② 一位手：两臂腹前下举（掌心向内）。

③ 二位手：两臂前举（掌心向内）。

④ 三位手：两臂上举（掌心向内）。

⑤ 四位手：右臂前举（掌心向内），左臂上举（掌心向内）。

⑥ 五位手：右臂侧举（掌心向前），左臂上举（掌心向内）。

⑦ 六位手：右臂侧举（掌心向前），左臂前举（掌心向内）。

⑧ 七位手：两臂侧举（掌心向前下方）。

【动作技巧】

◎ 拇指内收，食指伸展至手臂的延长线。肩关节放松，臂膀稍用力并下沉，
手臂保持一圆滑的弧线。手臂移动时沉肩立颈、速度均匀、方位准确，目
光随手移动。

◎ 手型要求：五指自然伸展并拢，拇指与中指相对并稍向内收，形成"兰
花指"。

◎ 臂型要求：手臂自然伸展，同时臂肌稍用力控制，使臂、肘、腕、指形成
一圆滑的弧形。七个基本手位可在音乐伴奏下，以动作组合的形式进行手
位变换的练习。练习时必须保持舒展规范的手型和臂型。

【安全提示】

◎ 请穿着软底舞蹈鞋，注意防滑。或平时着小高跟鞋随时练习。

3 手臂波浪

【练习目的】波浪韵律动作以女性特有的柔软、灵活、圆润、内在的弹性感，以及

外部的多曲线形成了优美的身体形态和丰富的表现力。波浪动作要求柔和、连贯，有较明显的波浪推移动作，且重心稳定。身体波浪动作对发展躯干部位的舒展性和协调性，改善身体形态的美感效果显著。

【环境条件】室内，最好面对镜子。

【练 习 量】重复练习6～8组。

【难度指数】★★

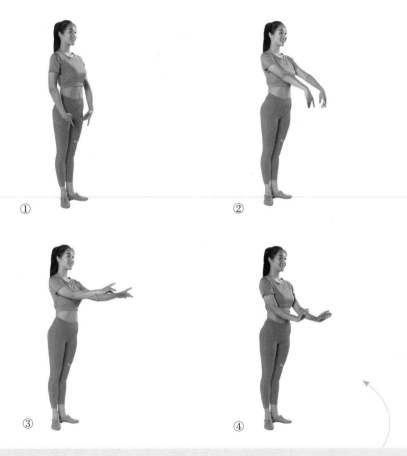

① ② ③ ④

【动作方法】

①预备姿势：一位手，基本站立姿势。

②向上手臂波浪：以肘领先，提肘带动手臂开始，肘、腕、指关节依次上提弯曲，紧接着肩、肘、腕、指关节依次向远伸展，完成一次手臂波浪动作。伸展腕、指关节时，关节略微下压。

③～④向下手臂波浪：以肘领先，肘关节下压带动手臂开始，肘、腕、指关节依次下压弯曲，紧接着肩、肘、腕、指关节依次向远伸展，完成一次手臂波浪动作。重复练习。

【动作技巧】

◎ 手臂波浪动作以肘领先依次带动腕、指各关节由屈至伸；肩关节、手臂放松而连贯地将动力由肩臂依次传递到手指尖是手臂波浪动作的技术关键。

【安全提示】

◎ 请穿着软底舞蹈鞋，注意防滑。上体保持挺拔的站立姿势。

④ 手臂波浪动作组合

【练习目的】充分发展上肢的舒展性和协调性，提高手臂控制能力和表现力，培养美感和韵律感。

【环境条件】室内、镜子、音乐。

【练 习 量】该组合共 6 个八拍，重复练习 6～8 次。

【难度指数】★★★

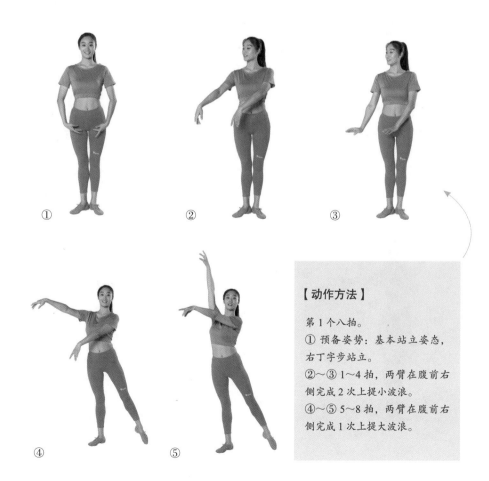

①　②　③　④　⑤

【动作方法】

第 1 个八拍。

① 预备姿势：基本站立姿态，右丁字步站立。

②～③ 1～4 拍，两臂在腹前右侧完成 2 次上提小波浪。

④～⑤ 5～8 拍，两臂在腹前右侧完成 1 次上提大波浪。

第2个八拍。

⑥1～4拍向左立踵走转360°，同时双手于体侧完成2次上提小波浪。

⑦～⑧5～8拍两臂由体侧至上举完成一次上提大波浪，回至体侧。第8拍呈左丁字步站立。

第3、4个八拍：重复第1、第2个八拍，动作方向相反。

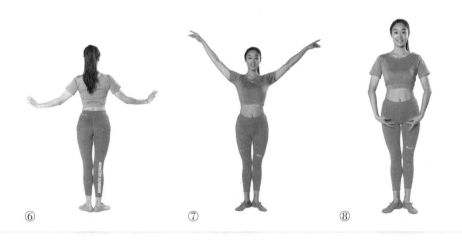

⑥　　　　　　⑦　　　　　　⑧

第5个八拍。

⑨～⑩1～4拍右臂交替做上提大波浪3次，同时向右立踵走转360°，呈左臂上举，右臂下垂。

⑪5～8拍同1～4拍，动作方向相反。

第6个八拍：同第5个八拍。

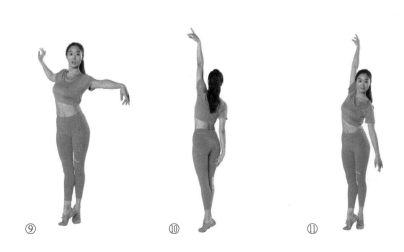

⑨　　　　　　⑩　　　　　　⑪

【动作技巧】

　◎ 组合练习前，进行提踵立转 180° 的辅助练习，以发展脚踝部力量和控制能力。

　◎ 走转时，腿伸直、脚尖稍向外展，踝部发力高起踵，收腹拔腰。手臂波浪应延伸至指尖，肩关节尽量放松。上肢动作与下肢步伐节奏一致，头随手动。

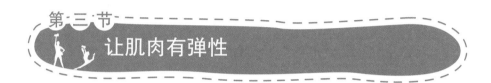

第三节　让肌肉有弹性

1　俯撑控制

【练习目的】发展上肢肌肉力量及耐力。

【环境条件】室内，比较稳定的椅子或台面。

【练　习　量】重复练习 3～5 组，每组 45～60 秒。

【难度指数】★★★

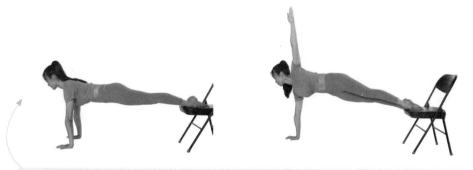

【动作方法】

俯卧支撑，双脚放于高处（分腿或并腿），使身体各部位保持在同一平面，控制 2 个八拍，然后右臂支撑，左臂侧上举，控制 1 个八拍，两臂交替支撑练习。在支撑能力发展的基础上，可完成俯撑侧向移动的练习。

【动作技巧】

◎ 支撑类练习时，要求腰部紧张用力，躯干控制呈水平姿势，防止塌腰或腰部晃动等问题。

【安全提示】

◎ 两手交替时要小心，支撑稳定后再抬起另一手。初练时可短时、少量。不要太过勉强，循序渐进。

◎ 请选择柔软稳固的物体作为支撑的高物。

② 俯撑举腿

【练习目的】发展上肢肌肉力量及耐力。

【环境条件】室内瑜伽垫。

【练 习 量】重复练习 3～5 组，每组 20～50 秒。

【难度指数】★★

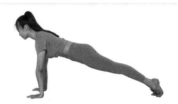
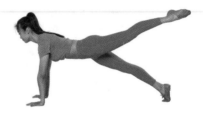

【动作方法】

俯卧支撑，左腿向上举起至水平，控制 1～2 个八拍，还原。两腿交替抬起完成单腿支撑练习。

【动作技巧】

◎ 支撑类练习时，要求腰部紧张用力，躯干控制呈水平姿势，防止塌腰或腰部晃动等问题。手臂伸直，避免屈肘。

【安全提示】

◎ 手臂疲劳或不适时请勿练习。

③ 俯卧撑

【练习目的】发展上肢肌肉、胸部肌肉、背部肌肉的力量。

【环境条件】椅子或稳定高台、瑜伽垫。

【练 习 量】重复练习2～3组，每组10～20个。

【难度指数】★★★

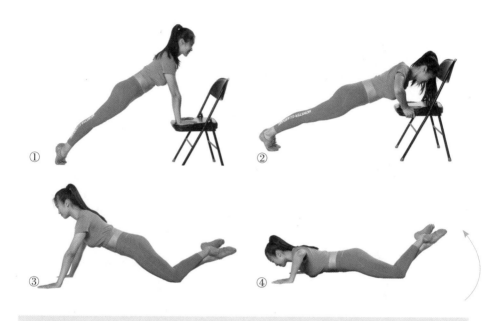

【动作方法】

①～②斜立俯卧撑：两手撑于一椅子上，呈斜撑姿势。充分屈、伸两臂完成一次俯卧撑练习。

③～④跪卧撑：于垫子上，呈俯卧跪撑姿势，充分屈、伸两臂完成一次跪卧撑练习。

【动作技巧】

◎ 俯卧撑练习时，要求腰肌用力、身体平直，防止塌腰的问题。逐渐增加动作次数或负重完成练习（可在腰背部放上几本书或绑上沙袋），也可在平面上完成俯卧撑练习。

【安全提示】

◎ 根据个人情况安排练习数量，循序渐进。

◎ 保证椅子的稳定性，避免摔倒。

4 哑铃练习

【**练习目的**】发展上肢以及腰背肌肉力量。

【**环境条件**】室内哑铃。

【**练 习 量**】重复练习 2～3 组，每组 10～15 次。

【**难度指数**】★★★★

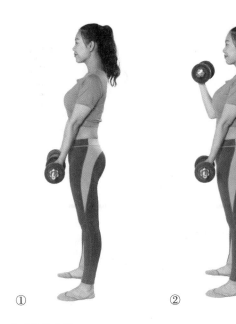

①　　　　　　　　②

【**动作方法**】

①～②站姿臂弯举：两脚开立，与肩同宽，双手反握哑铃置于腹前下方。单臂依次或两臂同时用力屈肘，将哑铃举至肩前，然后缓慢伸臂还原。

【**动作技巧**】

◎ 小臂有控制地屈、伸，且匀速缓慢，上体保持直立。

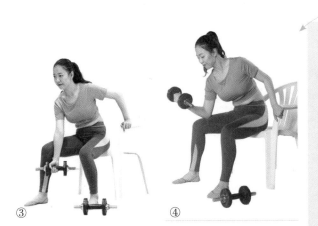

③　　　　　　　　④

③～④坐姿臂弯举：坐于椅上，上体稍前倾，单手反握哑铃置于大腿内侧，上臂自然下垂并紧贴体侧。用肱二头肌的力量收缩、屈肘，将哑铃举至肩前，然后缓慢伸臂还原。

【动作技巧】

◎ 臂部有控制地屈、伸，上体保持稍前倾姿势。

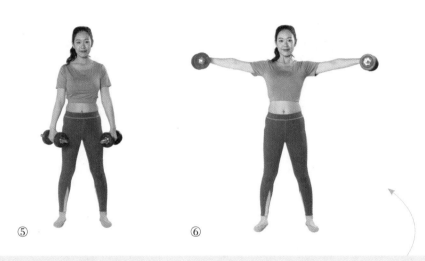

⑤　　　　　　　⑥

【动作方法】

⑤～⑥ 站姿侧平举：双脚开立，与肩同宽，双手持握哑铃，虎口向前自然下垂于体侧。展胸、收腹，双臂同时用力向上提拉至侧举，然后双臂缓慢放下还原。

【动作技巧】

◎ 练习时，双臂应完全伸直，有控制地匀速下落。腹部控制稳定，避免出现两臂侧举用力时向前挺腹动作。

【安全提示】

◎ 请选择适宜重量的哑铃进行练习。

◎ 练习时注意力集中，适度屏气，不要随意放松呼吸。

⑤ 弹力带练习

【练习目的】发展上肢肌肉力量、胸部肌群力量以及腰背肌力量。

【环境条件】室内弹力带。

【练 习 量】重复练习2～3组，每组8～12次。

【难度指数】★ ★ ★

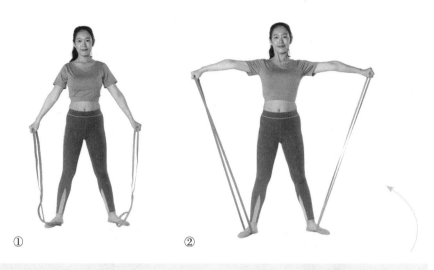

① ②

【动作方法】

①~②站立侧举：双脚开立，与肩同宽或略宽于肩。双手分别握带的一端，双脚踏住带的另一端，两臂自然垂于体侧。

双臂同时发力、直臂向上提拉带至侧举或更高位置（掌心向下），然后缓慢还原。

【动作技巧】

◎ 弹力带完全拉直，超过原始状态的长度。双臂用力时，上体不能随之晃动，应保持垂直。

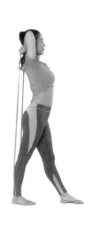 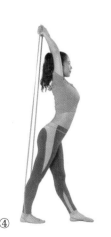

③ ④

【动作方法】

③~④站立头后屈伸：双脚前后开立，后脚踩住弹力带的一端，双手握带，双臂屈肘于颈后，上臂尽量与地面垂直。上臂不动，向上使手臂尽可能伸直，保持2~3秒，然后慢慢还原。重复练习。

【动作技巧】

◎ 弹力带完全拉直，超过原始状态的长度。前臂用力时，上臂和躯干控制不动。

【安全提示】

◎ 练习时主动发力与弹力带形成对拉，避免上体被弹力带拉扯过度后屈。

【动作方法】

⑤～⑥ 弓步夹胸：弓步站立，双手分别握带两端侧举（掌心向前，弹力带置于背部）。

两臂由侧举开始向胸前用力拉带，直至两手于胸前合拢（此时稍含胸低头），然后匀速复原回位。

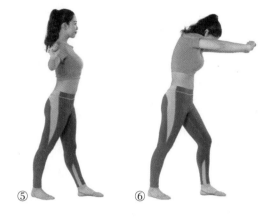

⑤ ⑥

【动作要领】

◎ 主要由胸部肌群发力拉伸弹力带，避免躯干前屈等多余动作。

【安全提示】

◎ 练习时请抓紧弹力带，匀速均匀发力，避免脱手伤害自己和他人。

6 器械组合练习

【练习目的】发展上肢肌肉和胸部肌肉的力量。

【环境条件】室内哑铃。

【练 习 量】重复练习 3～5 组，每组 15～20 秒，中间适当休息。

【难度指数】★★★★

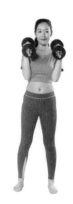

①

【动作方法】

① 站姿推举：背部保持挺直，腹部收紧，双手持哑铃于肩上集中三角肌前束力量，尽量少借助身体其他部位的辅助。

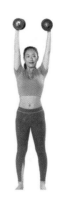

②

【动作方法】

② 站姿推举：向上推举哑铃至双臂完全伸直，使哑铃停驻于头顶上方，约 1 秒后，缓慢放落哑铃于准备姿势的肩上位置。重复动作 10～20 次。

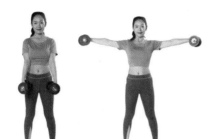

③　④

【动作方法】

③～④ 站姿侧平举：站立时两脚与肩同宽，背部挺直，双手各握一个哑铃垂于身体两侧，将哑铃从身体两侧平举，直到与肩部平行。然后慢慢落回原位。重复动作 10～20 次。

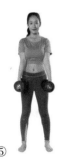

⑤

【动作方法】

⑤ 哑铃二头弯举：身体直立，挺胸收腹。双手各持一个哑铃，手臂在身体两侧自然下垂，掌心相对。

【动作方法】

⑥ 哑铃二头弯举：上臂保持固定，前臂向上弯举，同时呼气。弯举的过程中旋转手腕，使掌心逐渐朝向自己，直至肱二头肌完全收缩，哑铃与肩同高。在顶端稍适停留，让肱二头肌充分收缩，然后慢慢放下哑铃，回到起始位置，同时吸气。重复动作 5～10 次。

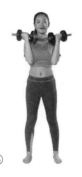

⑥

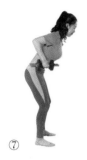

⑦

【动作方法】

⑦ 锤式弯举：抓住哑铃，膝盖稍微弯曲，放于身体两侧，拳心相向。

【动作方法】

⑧ 锤式弯举：双臂从身体两侧向后上方朝肩膀方向向后上提高哑铃，至肘部伸展，手臂稍微弯曲，后还原。重复动作5～10次。

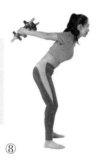

⑧

【动作技巧】

◎ 推举过程中不能耸肩，否则负重不能集中到肩部；控制住腰部及脊柱的稳定性，便于肌肉发力。

【安全提示】

◎ 锻炼的过程中，选择适合自己的哑铃。

◎ 手持哑铃向下时需适当控制速度，不要太快，避免磕碰身体其他部位。

第 *3* 章

竖脊立腰，凹凸有致
——小心自己的腰围

偏爱蜷着睡觉？出门就穿高跟鞋？工作狂人"久坐族"？坐下就跷二郎腿？偏爱一侧背包包？想过吗，人生最可怕的事儿是24岁的人，60岁的腰！为啥你的腰老了？

在日常生活中，人们经常以弯腰驼背等不良的身体姿势工作和生活，因此腰椎也是脊椎中比较容易受伤的部位。俗话有"病人腰痛、医生头痛"一说。那么，拿什么来拯救你的腰椎呢？除了要注意纠正不良姿势外，我们还可以通过一些简易的系列动作，舒展疲倦的腰部筋骨和肌肉，改善腰部软组织的血液循环，消除软组织的粘连和痉挛，缓减疼痛和疲劳。长期坚持练习可使缩软的腰部肌肉强健而富有弹性，美化腰背部线条，消灭腰部赘肉，使腰围变小；同时还可增强以腰背为主的身体核心区（躯干）的控制力，提高身体稳定性，这也会为参与其他运动项目打下良好的基础。

第一节
舒展筋骨

1 躯干全方位屈伸

【练习目的】全方位舒展脊柱及相关肌肉，使上体更加挺拔、有精神。

【环境条件】家里或办公室有靠背的、较重的椅子。

【练 习 量】每个动作可持续 10～20 秒，做 2～4 组，组间可休息 30～60 秒。

【难度指数】★

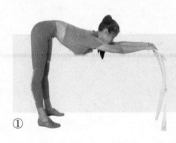

①

【动作方法】

① 双手轻扶椅背或把手，依次采取面向、侧向椅背的站立方式，双脚分开站立（为展示需要将椅子撤去）。

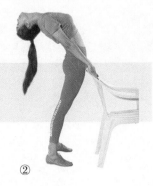

②

【动作方法】

② 手扶椅背做躯干后屈。

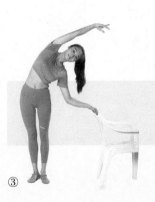

③

【动作方法】

③ 手扶椅背做躯干体侧屈。

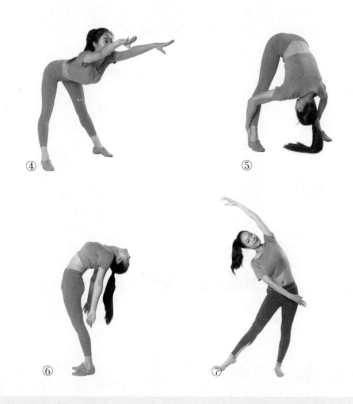

④　　　　　　　　　⑤

⑥　　　　　　　　　⑦

【动作方法】

④～⑦ 徒手躯干体前、侧、后屈：调整呼吸，躯干各关节协同一致地向前、后、侧弯曲，形成上体前屈、上体后屈、体侧屈动作。匀速呼吸，上体弯曲的过程中，保持吐气，弯曲动作到位的时候又保持匀速呼吸。调整好呼吸后再换其他方向进行练习。

【动作技巧】

◎ 头部随躯干弯曲，同侧肌肉强力收缩，各部分关节放松，逐渐加大幅度，动作速度不宜太快。

◎ 躯干弯曲时，两脚分开站立，下肢用力支撑，以保持重心稳定。

◎ 始终保持匀速呼吸，不可憋气，在躯干弯曲的过程中保持舒缓地吐气。

【安全提示】

◎ 后倒时需小心，根据自己的能力来练习；腰部出现不适者，可停止练习。

◎ 饱饭后不宜练习。

2 坐式立腰伸展

【练习目的】横向扭转、拉伸腰部肌肉，舒缓肌肉疲劳，做起动作更舒展、优美。

【环境条件】床上或者室内平地，地上可铺上软被子，瑜伽垫最好。

【练 习 量】两个八拍动作为一组，共 2～6 组，每组间可休息 30 秒。

【难度指数】★

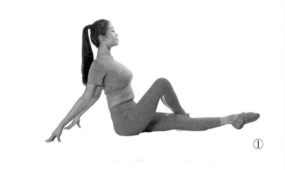

①

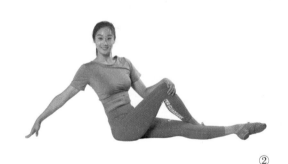

②

【动作方法】

① 准备姿势：坐位，保持背部平直，挺胸、收腹、双手在体后支撑，屈右膝，并让右脚平踩在左腿外侧的垫上。

② 第一个八拍的第 1～2 拍，右手微屈放在身后，尽量靠近身体，左前臂放在右膝外侧。3～8 拍，右膝慢慢收向身体的中轴线，头和上半身从腰部开始向右臂方向扭转到最大限度。保持身体扭转的最大限度不动。第二个八拍，两脚交换进行另一侧练习。

【动作技巧】

◎ 挺直腰背，手臂支撑稳定，保持正常的呼吸。

◎ 下腿膝盖伸直，压实地面，绷脚尖，保持腿部肌肉适度紧张。

◎ 控制住躯干和骨盆的稳定，缓慢进行转动。使头部与脊椎骨保持在一条直线上。

【安全提示】

◎ 扭转的幅度循序渐进，不要过于勉强；如腰部出现不适，可停止练习。

③ 坐姿甩腰

【练习目的】纵向拉伸胸腰肌肉和脊柱，提高上身动作灵活性，养成挺拔的身姿。

【环境条件】床上或者室内平地，地上可铺上软被子，瑜伽垫最好。

【练 习 量】两侧各做一次为一组，共3～6组。

【难度指数】★★★

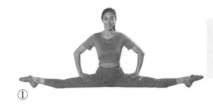

①

【动作方法】

① 上体正直、分腿坐，双手扶腿。

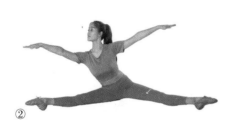

②

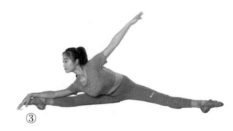

③

【动作方法】

②～③ 1～2拍，双手平举伸直，上体向右倾斜下旁腰。

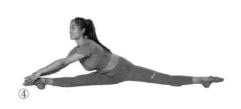

④

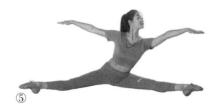

⑤

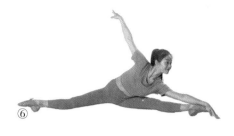
⑥

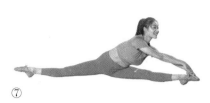
⑦

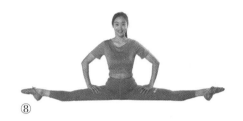
⑧

【动作方法】

④～⑧ 两手由体侧平举伸直，上体向左倾斜下旁腰，再加大幅度进一步下俯（或加大难度双手前伸），停顿 5～10 秒后还原，左右交替练习。也可自行数拍子，或伴随舒缓的音乐进行。

【动作技巧】

◎ 保持头部上顶、挺胸、立腰的身体形态，用腰部的力量带动身体向左右侧移动。

◎ 尽量远伸，不要弓背，不可弯膝。

◎ 下旁腰时动作需缓慢进行，以保持最大限度地拉伸及身体平衡。

【安全提示】

◎ 双腿分开角度因人而异，但膝盖需伸直。

◎ 在练习者可承受范围内可请旁人帮忙适当下压上身，用力不要过猛。

 4 "八字" 趴

【练习目的】进一步拉伸脊柱和背部，体会髋部和上身的连接关系，全面放松上身肌肉。

【环境条件】床上或者室内平地，地上可铺上软被子，瑜伽垫最好。

【练 习 量】一组动作持续 15～30 秒，组间可休息 30～60 秒，共 3～5 组。

【难度指数】★★★

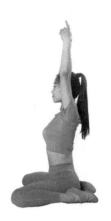

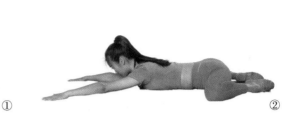

① ②

【动作方法】

①～② 双腿"八字"跪坐挺胸立腰，双手上举，脚背紧贴床面。然后身体下压，背部挺直，胸部紧贴床面，保持 15～30 秒。然后缓缓起身坐起，或站起放松。

【动作技巧】

◎ 跪坐平衡后，两膝盖向外侧适度分开，胯部适当放松，下趴后臀部可稍抬起、前移，不要过于后坐。

◎ 身体下压幅度可逐渐加大，慢慢地使胸部紧贴床面；双手尽量远伸，放松脊柱和背部。动作不可用力过猛，腰与大腿呈 90° 角。

◎ 调整好呼吸，双手上举时吸气，下俯时呼气，然后保持均匀呼吸。

【安全提示】

◎ 适当调整双腿分开角度，膝关节不适或有伤者不宜练习。

◎ 早晨起床后或者晚上睡觉前半小时练习为宜。

5 垫上"猫拱背"

【练习目的】充分伸展背部肌肉，缓解背部肌肉疲劳，锻炼脊柱。

【环境条件】床上或者室内平地瑜伽垫。

【练 习 量】一组动作持续 15～30 秒，共 3～5 组。

【难度指数】★★

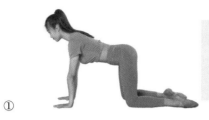

①

【动作方法】

① 双腿分开与肩同宽，膝盖跪在床上，双手与腿部保持一条直线，挺直背部。

② 尽力呼气拱背、脊柱向上弯曲，保持15~30秒；然后缓缓吸气、微仰头，还原到准备姿势。重复练习几次。

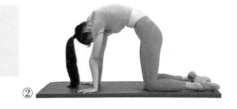

②

【动作技巧】

◎ 充分配合呼吸完成动作，呼气时拱背，吸气时挺直背部。

◎ 拱背时尽可能放松背部肌肉，最大幅度弯曲脊柱。

【安全提示】

◎ 早晨起床后或者晚上睡觉前半小时练习为宜。

◎ 膝盖疼痛者不宜练习或应减少持续时间。

6 坐姿"猫拱背"

【练习目的】充分伸展背部肌肉，缓解背部肌肉疲劳，锻炼脊柱。

【环境条件】在家或办公室，室内椅子上。

【练 习 量】一组持续 30 秒，共 4~8 组，每组间可休息 30 秒。

【难度指数】★

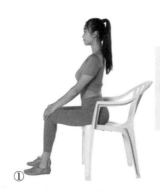

①

【动作方法】

① 坐在椅子上，立直腰背，收紧腹部，双手自然伸直放在大腿上，双腿保持并拢。

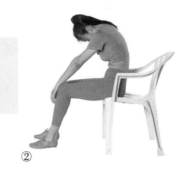

② 吸气时胸部进一步向外挺出，打开双肩，头向
上仰；然后呼气、含胸、弓背、低头，尽可能放
松你的背部和颈部。

②

【动作技巧】

◎ 坐下时腰部不要完全靠着椅背，双腿自然分开或者并拢，脚尖朝前。

◎ 配合呼吸做动作，注意体会脊椎及背部的拉伸感。

【安全提示】

◎ 注意坐姿的稳定性，避免摔倒。

7 坐姿扭转

【练习目的】活动、拉伸腰部肌肉，缓解腰部疲劳。

【环境条件】在家或办公室的椅子上。

【练　习　量】一组持续 15～30 秒，共 4～8 组。

【难度指数】★

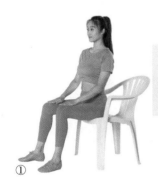

【动作方法】

① 坐于椅子上，挺直脊柱。收紧腹部，双手自然伸直
放在大腿上，双腿略微分开。

①

② 随着吸气上半身向一侧扭转，双手抓住椅背，使身体
扭转更充分，停顿并保持 4 次呼吸，呼气后还原，相反
一侧做同样动作。

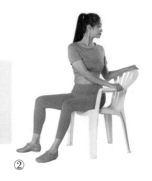

②

【动作技巧】

◎ 扭转时，下肢的方向保持不动，臀不要移动或抬起。

◎ 转体时保持脊柱直立，不要歪斜，腰部肌肉适度放松，均匀呼吸。

【安全提示】

◎ 动作循序渐进，不可用力过猛。

◎ 不要在饭后半小时内练习。可重复多次练习。

⑧ "铁牛耕地"式

【练习目的】 强化臂部力量和腰部力量，伸展腹背肌肉。

【环境条件】 在家或办公室，室内一块平地放置瑜伽垫。

【练 习 量】 每组4～6次，重复2～3组，每组间可休息30～60秒。

【难度指数】 ★★★★

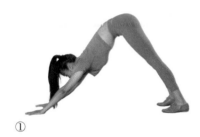

①

【动作方法】

① 俯身，双手撑地，与肩同宽，双脚趾着地，双手双脚平行，身体呈倒"V"形。

② 头向斜前方顶，前脚掌、双手、颈、腰一齐用力，同时腰下塌，贴着地面，臀部上翘。

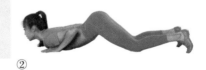

②

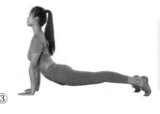

③

③ 腰再下塌，双手撑地双脚尖上身后拉，整个动作完成。然后回到准备姿势，重复练习。

【动作技巧】

◎ 俯身四点支撑时，双手双脚分开的距离同肩宽。

◎ 动作过程中注意力集中，适度屏息，腰部收紧稳定重心。

◎ 动作从屈膝弯腿到屈臂塌腰逐一、协调完成，最后腰部尽力伸展。

【安全提示】

◎ 该动作需要较好的臂力，腰腹部、背部肌肉力量以及协调能力，练习者可根据身体能力逐渐开展练习，循序渐进。

◎ 练习者一开始臂力不够时可离地高些，适当降低动作幅度。

⑨ 抱球拉伸

【练习目的】充分伸展脊柱和背部肌肉，有利于培养挺拔、舒展的上体姿势。

【环境条件】床上或者室内平地，地上可铺上软被子或瑜伽垫；健身球一个。

【练 习 量】每个动作持续 10～20 秒，重复 3～5 组。

【难度指数】★ ★ ★

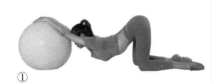
①

【动作方法】

① 双膝跪地，双臂伸直扶着健身球，将双手放在球的顶部，两手相距 10 厘米左右，掌心向下。保持准备姿势，放松肩关节和后背，向下压伸，充分伸展腰背。

② 双手将大球回拉，双手撑于大球前面，臂微曲，双腿逐渐蹬伸，抬头挺胸，身体挺直（或双脚抬起），双腿伸直，前脚掌支撑地面。
③ 身体后移，臀部后坐，向前微推球，两臂伸出，胸、腰再次下塌，拉伸肩背，回到前一个姿势。再重复练习。

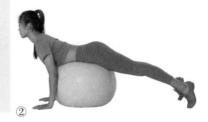
②

【动作技巧】

◎ 向下拉伸肩背时需肩关节放松，胸部下沉，不要憋气。

◎ 身体挺直时前脚掌支撑地面，保持稳定，上体尽力后仰。

【安全提示】

◎ 动作循序渐进，不可用力过猛、过快，注意身体稳定性，避免歪斜倒地。

◎ 也可以将球换成圆柱形抱枕，放于胸前支撑身体。

⑩ 坐姿呼吸

【练习目的】垂直拉伸脊柱，锻炼髋关节，放松上身肌肉，精神集中、放松。

【环境条件】床上、沙发上、办公室椅子上或垫子上，安静环境。

【练 习 量】一组持续 60 秒或更长。

【难度指数】★

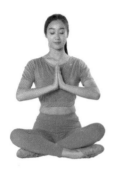

> 【动作方法】
>
> 双腿盘坐调整好呼吸，闭目冥想，沉肩，让身体尽量放松，双手胸前合十。

【动作技巧】

◎ 收腹立腰，沉肩，坐于床上或垫上。

◎ 双腿放松，盘坐，也可以脚心对脚心。

◎ 双手胸前合十，调整呼吸，脑海里想一些轻松的事情。

【安全提示】

◎ 可以闭目，缓慢呼吸，关键是体会全身放松。

◎ 排空大脑一天的紧张感，练习动作时可伴随舒缓的轻音乐。

◎ 该动作晚上睡觉前半小时练习为宜。

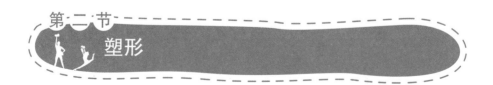

第二节　塑形

本部分运用芭蕾形体训练的方法，选取更生活化和普遍化的系列动作，针对腰部进行塑形。可使松弛的腰部肌肉变得紧致而富有弹性，减少脂肪堆积，不仅使腰围变小，还可缓解久坐对腰背部肌肉造成的劳损，减轻腰部疼痛。长久坚持练习，还可以得到矫正驼背的额外收获。

1 跪坐躯干波浪

【**环境条件**】床上或者室内平地，地上可铺上软被子，瑜伽垫最好。

【**练 习 量**】慢动作一组，共 2～4 组，每组间可休息 30～60 秒。

【**难度指数**】★★★

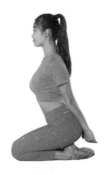

【**动作方法**】

① 跪坐于垫上，腰部立直，双手体后交叉相握。

①

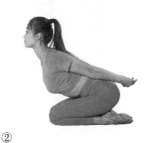

②

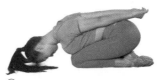

③

②～⑤ 由跪坐开始，腰、胸、颈各关节依次前挺下屈，上体前倒，使胸贴腿，接着腰、胸、颈依次后移前屈，经弓背、含胸、低头的过程依次还原成上体正直。

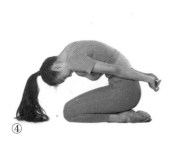

④

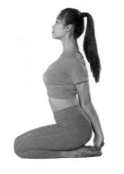

⑤

【动作技巧】

◎ 动作中各个关节的屈伸要依次、连贯、充分，以形成波浪的推移运动。

◎ 尽量放松上体，使腰、胸、颈各关节最大幅度地屈伸。

【安全提示】

◎ 练习前，简单活动腰、胸、颈各关节。

◎ 也可以坐在办公室椅子上，尽量除去工服，着柔软有弹性的服装进行练习。

② 全身前波浪

【环境条件】 家里或者办公室的室内平地。

【练 习 量】 慢动作一组，共 2～4 组，每组间可休息 30～60 秒。

【难度指数】 ★ ★ ★ ★

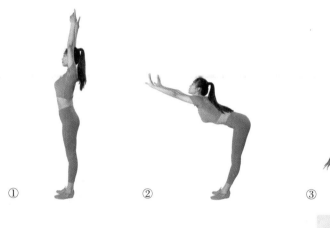
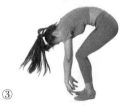

① ② ③

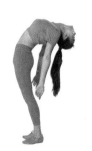
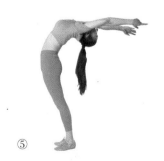

④ ⑤

【动作方法】

①～⑤ 身体直立，两臂上举，上体前倾，由屈膝半蹲、含胸、低头开始，从踝经膝、髋、腰、胸、颈、头各关节依次向前上方伸展，两臂经前向后绕至上举呈抬头挺胸姿势。

【动作技巧】

◎ 半蹲体前屈动作须弯曲到位，膝、髋、腰、胸、颈关节充分放松并依次进行上挺的动作。

◎ 动作中两臂经下向后绕至上举，全身协调配合。

【安全提示】

◎ 练习时，先简单活动膝、髋、腰、胸、颈各关节。

◎ 初学者由直立站立开始练习，进阶练习可由双脚立踵的准备姿势开始。如站不稳可用一手扶固定物体，逐渐放开手。

◎ 着柔软有弹性服装，饱饭后不宜练习，腰部出现不适者，应停止练习。

3 全身后波浪

【环境条件】家里或者办公室的室内平地。

【练 习 量】慢动作一组，共2~4组，每组间可休息30~60秒。

【难度指数】★★★★

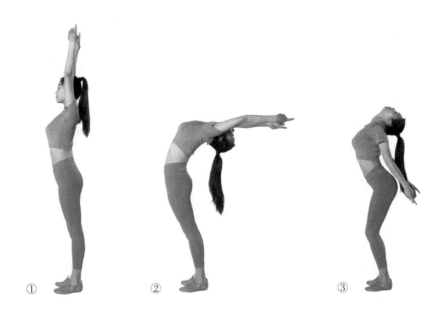

①　　　　　②　　　　　③

【动作方法】

① 双脚并拢站立，双臂上举。

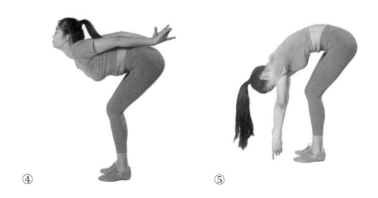

④　　　　　　　　　⑤

【动作方法】

②～⑤身体后屈开始，从膝经髋、腰、胸、颈各关节依次向前弯曲，至低头含胸、两臂经后下绕至体前，再回到初始动作。

【动作技巧】

◎ 上体后屈动作须弯曲到位，膝、髋、腰、胸、颈关节充分放松并依次进行前屈的动作。动作中两臂经后下绕至前下方，全身协调配合。

【安全提示】

◎ 同全身前波浪。

4　全身侧波浪

【环境条件】家里或者办公室的室内平地。

【练 习 量】慢动作一组，共2～4组，每组间可休息30～60秒。

【难度指数】★★★★

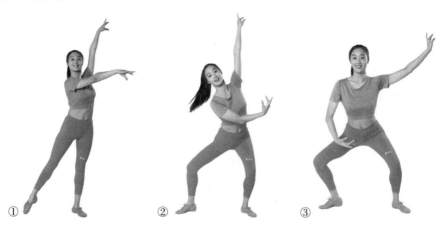

①　　　　　　　　②　　　　　　　　③

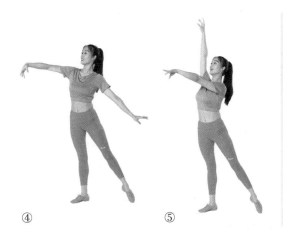

④　　　⑤

【动作方法】

以右侧波浪为例。

①～⑤ 两脚开立，右脚尖点地，两臂左侧上举。上体右侧屈，右、左腿依次屈膝向右移重心并随之依次伸直，同时髋、腰、胸、头依次向左侧上方挺出至左脚尖侧点地，上体左侧屈，两臂随之经体前摆至右上方。

【动作技巧】

◎ 上体左侧屈动作须弯曲到位，左、右腿依次屈膝、移重心，和髋、腰、胸、头向右侧上方挺出的动作协同一致，动作中两臂经下摆至侧上方，全身协调配合。

【安全提示】

◎ 练习时，需简单活动髋、腰、胸、头各部位。

◎ 尽量放松，使髋、腰、胸、头最大幅度地屈伸。

◎ 着柔软有弹性的服装，饱饭后不宜练习。腰部出现不适者，应停止练习。

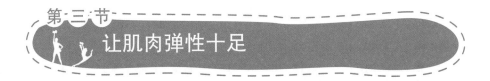

第三节

让肌肉弹性十足

要持之以恒地对腰背部肌肉进行锻炼。竖脊立腰、凹凸有致的身材会让你欣喜若狂，从此再不用担心你的腰围，那感觉真是棒棒哒！

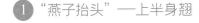

1 "燕子抬头"——上半身翘

【练习目的】加强腰背部肌肉力量，伸展脊柱。

【环境条件】在家硬板床或者干净硬质的地板上，铺瑜伽垫最好。

【练 习 量】每个动作持续3～5秒，重复12～15次，每次动作完成后可休息3秒。

【难度指数】★★★

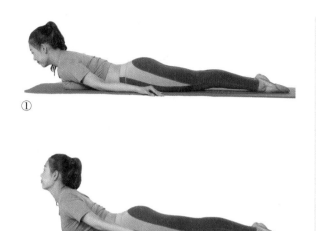

①

②

【动作方法】

①～②俯卧垫上，双腿伸直分开，双手置于体侧，颈部伸直，头颈略抬起。吸气，用力挺胸仰头，使头胸离开垫面后保持匀速呼吸，同时膝关节伸直，两大腿紧贴垫面。

【动作技巧】

◎ 用力仰头，头胸离开垫面后保持匀速呼吸。

◎ 膝关节伸直，下肢紧贴地面，用力向脚的方向蹬伸。

【安全提示】

◎ 头胸离地高度要循序渐进，不可用力过猛。

◎ 如次日感到腰部酸痛不适等，可适当减少或者停止锻炼。

2 "燕子摆尾"——下肢后伸抬起

【练习目的】 提高腰部、臀部肌肉力量。

【环境条件】 在家硬板床或者干净的硬质地板上，铺瑜伽垫最好。

【练 习 量】 每个动作持续3～5秒，重复12～15次，每次动作完成后可休息3秒。

【难度指数】 ★★★

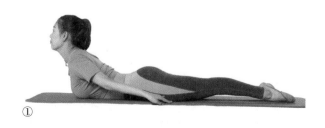

①

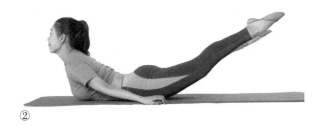

②

【动作方法】

①～② 俯卧垫上，双腿伸直分开，双手置于体侧，颈部伸直，头颈略抬起。吸气，下肢后伸抬起，保持匀速呼吸，膝关节伸直，两脚分开绷脚尖，上体配合下肢后伸自然上抬，可稍仰头。

【动作技巧】

◎ 头颈略抬起，上体不要抬太高，下肢缓慢后伸抬起，抬起高度应循序渐进。下肢后伸抬起后，保持短促的呼吸。

◎ 双脚分开，绷脚尖，膝盖伸直。

③ "小燕飞"——上下肢同时抬起

【练习目的】加强腰背部、臀部肌肉力量，以及身体核心区整体协调。

【环境条件】在家硬板床或者干净的硬质地板上，铺瑜伽垫最好。

【练 习 量】每个动作持续 3～5 秒，重复 12～15 次，每次动作完成后可休息 3 秒。

【难度指数】★★★★

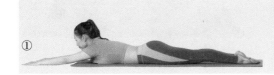

①

【动作方法】

① 俯卧垫上，双脚伸直分开，双手向前伸直，头颈略抬起。

② 脸部朝下，双臂以肩关节为支撑点，轻轻抬起，手臂向上的同时轻轻抬头，双肩向后、向上收起。与此同时，下肢后伸轻轻抬起，腰骶部肌肉收缩，尽量让肋骨和腹部支撑身体。

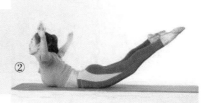

【动作技巧】

◎ 吸气时，上下肢同时向上、向后伸展抬起，下落时呼气。

◎ 上抬时注意腰部紧张用力，头用力后仰，双臂伸直。

【安全提示】

◎ 根据自身柔韧性，动作循序渐进，不可用力过猛。

◎ "小燕飞"不是练习形体，只要稍微离开床面、使上劲即可。

4 "拱桥式"——五点支撑法

【练习目的】加强臀部、大腿后侧以及腰背部肌肉力量，伸展脊柱。

【环境条件】在家硬板床或者干净的硬质地板上，铺瑜伽垫最好。

【练 习 量】每个动作持续 3～5 秒，重复 12～15 次，每次动作完成后可休息 3 秒。

或连续完成动作 15～30 次。

【难度指数】★ ★

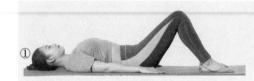

【动作方法】

① 仰卧在垫上，手臂伸直置于体侧，手心向下，肘关节紧贴垫面，屈膝。

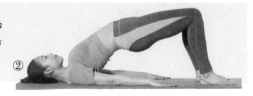

② 吸气，以足跟、双肘、头部为支点，抬起骨盆，尽量把腹部与膝关节抬高，然后缓慢放下，一起一落为完整动作。

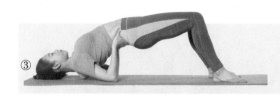

③ 也可双肘弯曲，双手辅助支撑腰部。

【动作技巧】

　　◎ 双肘关节和双脚分开支撑，维持重心稳定。

　　◎ 做动作时，腰部、臀部缓慢上抬，不可左右偏移。

【安全提示】

　　◎ 腰部、臀部上抬应循序渐进，不要急于抬太高。

　　◎ 双肘关节和双脚支撑平稳后方可开始缓慢练习。

5 弹力带"俯身下拉"

【练习目的】加强肩背部、臂部以及腰部肌肉力量，提高身体躯干控制力。

【环境条件】在家或办公室均可，须固定弹力带，可把弹力带打个结用门夹着。

【练 习 量】一组完成动作 6～10 次，共 1～3 组，每组间可休息 30～60 秒。

【难度指数】★★★

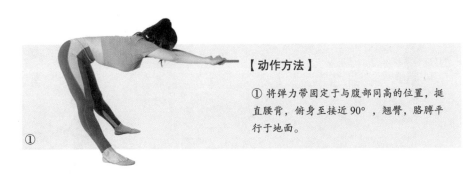

【动作方法】

① 将弹力带固定于与腹部同高的位置，挺直腰背，俯身至接近 90°，翘臀，胳膊平行于地面。

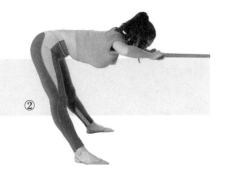

② 保持身体动作不变形，双臂向身体方向屈肘后拉并吸气，然后慢慢回放并吐气。

【动作技巧】

　　◎ 双肩下沉，不要耸肩，手臂必须与地面平行移动。

　　◎ 每次后拉，感受中背部发力。

【安全提示】

　　◎ 注意弹力带一定固定稳妥，不可固定在尖锐物体上。

　　◎ 一组做完，应缓慢起身直立休息 30～60 秒，以免头晕。

　　◎ 调整好呼吸，练习时切勿聊天嬉笑。

6 弹力带"站姿划船"

【练习目的】加强肩背部、腰腹以及上肢肌肉力量，提高腿的稳定性。

【环境条件】在家或办公室，须固定弹力带，可把弹力带打个结用门夹着。

【练 习 量】一组完成动作 10～15 次，共 1～3 组，每组间可休息 30～60 秒。

【难度指数】★★

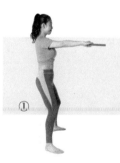

【动作方法】

① 将弹力带固定于与胸部同高的位置，双手拉住弹力带，手臂自然伸直，收腹，挺直腰背，微微屈髋屈膝，重心向后。

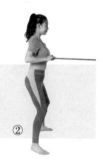

② 保持动作不变形，挺胸屈肘后拉，小臂平行地面向后移动。吸气时向后顶肘后拉，缓慢吐气回放手臂至自然伸直。

【动作技巧】

　　◎ 呼吸和动作配合一致。

　　◎ 保持挺胸立腰，不能含胸，须屈膝屈髋。

　　◎ 回放手臂至伸直的过程要缓慢，重点体会腰部肌肉用力。

　　◎ 容易出现膝盖伸直不宜发力的情况，应微屈膝关节，屈髋下坐。

【安全提示】同弹力带"俯身下拉"。

7 健身球"超人"式

【练习目的】加强腰背部肌肉力量和身体核心区稳定性。

【环境条件】在干净的硬质地板上，健身球上。

【练 习 量】一组完成动作 10～15 次，重复 3～5 组，每组间可休息 30 秒。

【难度指数】★★★★

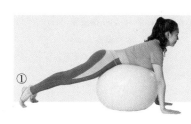

【动作方法】

① 将球体置于腹及胸部下方，双手和双脚分开支撑，身体平衡后，整个身体充分伸展。

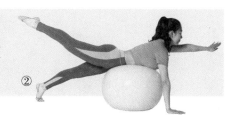

② 身体伸展平衡后，交替抬起手臂和对侧的大腿（如右臂和左腿），另一侧上下肢仍支撑地面维持平衡。直至对动作充满信心，可将支撑手脱离地面。

【动作技巧】

◎ 双手和双脚分开距离均为肩宽或略肩宽，尽量保持球体不滚动。

◎ 胸腹部一定紧贴健身球，上、下肢分开触地，腰部适度紧张以保持整体平衡。

【安全提示】

◎ 初练者可屈髋，上、下肢触地后保持球体原地不动。

◎ 抬起时动作缓慢，以免球滚动后滑落造成损伤。

◎ 如无法固定球体，可以用脚抵住床边或墙体，也可以光脚练习。

⑧ 健身球上背起

【练习目的】加强腰背部肌肉力量和身体核心区稳定性。

【环境条件】干净的硬质地板或地毯及健身球。

【练 习 量】一组完成动作 10～15 次，重复 3～5 组，每组间可休息 30 秒。

【难度指数】★★★★

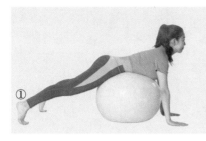

【动作方法】

① 俯卧于球上，双手撑于球前地面与肩同宽，双脚亦可打开与肩宽，确保身体的稳定性，双膝伸直，将腰背挺直，身体呈一条直线。如身体无法固定，可用脚抵在床及墙体表面。

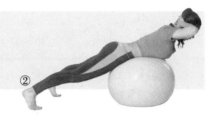

② 双手置于头后（或轻轻放于耳朵上），吸气时将双肘打平。

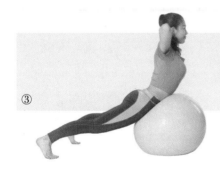

③ 呼气时，收紧腰背部肌肉，将身体微微上抬。吸气时缓缓还原成开始动作。

【动作技巧】

◎ 双手和双脚分开距离均为肩宽或略肩宽，尽量保持球体不滚动。

◎ 动作一定要缓慢进行，注意呼吸方式和动作相配合。

【安全提示】

◎ 如无法固定球体，可以用脚抵住床边及墙体，也可以光脚练习，以防身体沿球下滑。

◎ 初练者可将两臂弯曲于胸前，胸腹部一定紧贴健身球，保持平衡。

◎ 动作务必缓慢进行，双脚双手分开距离可略比肩宽，保持球体固定。

第 4 章

平腹翘臀，活力性感

　　对于现代女性来说，脂肪的堆积首先从臀部和腹部开始。久坐已经成了我们身材走样的开端，当你发现自己的裙子、裤子开始变紧绷，原本有型的衣服穿上后没有美感了，这时可不能再放任自己了……想保持健美活力、凹凸有致的性感身材，可千万得盯紧了你的腹部与臀部。趁你还有机会挽回局面，得赶快开始行动了！

　　果断行动起来，来一次腰腹部塑形。

腰围在女性形体线条美中占很重要的地位。当人感觉自己在发胖时，几乎都是从腰围增大开始的。所以有些女性特别是偏胖的女性，为了减小腰的围度，无论何时总是把腰带勒得紧紧的，甚至还穿塑身衣，以为这样就可以达到束腰的目的。其实，这会影响腰腹血液循环，对身体健康极为有害。腰部塑形的方法有很多，相信你可以通过以下日常的简易动作练习，选择适合自己的一种或几种方法，来减掉小肚子，找回小蛮腰，同时还可以防治某些腰部疾病。

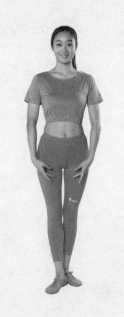

第一节　舒展筋骨，塑塑形

① 腹部拉伸

【练习目的】缓解腰部疼痛、坐骨神经痛以及椎间盘突出。

【环境条件】室内，垫子一个。

【练 习 量】一次20～30秒，5次/组，做3～5组。

【难度指数】★

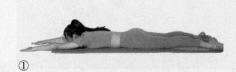

①

【动作方法】

① 俯卧在瑜伽垫上，腿部完全贴紧地面。

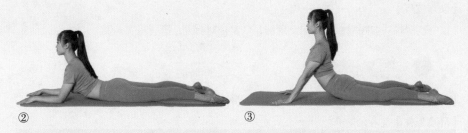

②~③ 先用双肘，后用双手将上半身缓缓撑起，用力拉伸腹部，挺胸、展脊。

【动作技巧】

◎ 全程保持均匀呼吸，腹部向地面贴近、手臂支撑躯干。

◎ 腹部牵拉感不明显时，呼吸要采用深呼吸。

【安全提示】

◎ 上体缓缓抬起，不要用力过猛。

2 睡天鹅式

【练习目的】激活身体，伸展筋骨，打开髋胯，提升气质。

【环境条件】室内，垫子一个。

【练 习 量】每次动作坚持30秒左右。左右腿交替为1次，5次/组。

【难度指数】★★

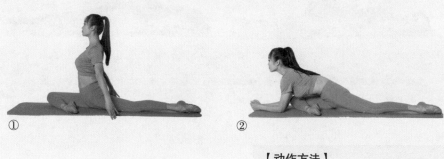

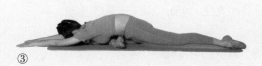

【动作方法】

① 吸气，将右腿屈膝收回，小腿内收，将左腿落到垫子上，膝盖伸直。

②~③ 双手前伸，拉长脊椎，呼气，从髋部开始向下折叠，双手尽量伸到最远处。然后做另一侧动作。

【动作技巧】

◎ 缓慢均匀呼吸；脊椎向上延伸，骨盆正对前方，脚背压实地面。

③ 仰卧脊柱扭转式

【练习目的】纠正身姿，使脊柱舒展，这个动作对腰部力量和灵活性要求较高。

【环境条件】室内，垫子一个。

【练 习 量】每次动作坚持 30 秒，左右各一次为一组，5 组 / 次。

【难度指数】★★

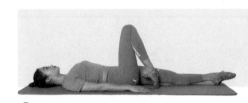

【动作方法】

以右侧为例。

① 仰卧在垫子上，弯曲右腿。

①

②

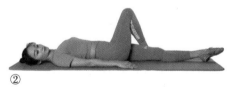

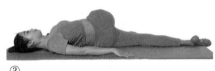

③

②～③ 将右腿慢慢倒向左边，左手放在右膝盖上轻轻按压，右手臂平放在垫子上。
然后做另一侧动作。

【动作技巧】

◎ 保持缓慢均匀呼吸，感受脊柱逐渐扭转、被拉伸的过程。

◎ 上面腿做最大幅度扭转时尽量保持两肩触及地面，不要让同侧肩离地。

【安全提示】

◎ 腰部或脊椎有不适者应缓慢练习，减小扭转幅度。

④ 三角式

【练习目的】美化手脚曲线，改善腿部和臀部僵硬，紧实腰部肌肉，减小腰围，缓
　　　　　　解背部疼痛及颈部扭伤。

【环境条件】室内，垫子一个。

【练　习　量】练习动作左右为一组，做 5 组或根据自己实际情况而定。

【难度指数】★★★

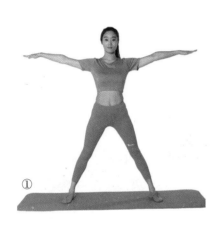

【动作方法】

① 站立，挺直腰背，手臂侧平举，双脚打
开两个肩宽。

② 左脚尖朝向左侧，右脚朝前，身体保持
挺直；身体向左侧弯曲，左手握住左脚踝；
右臂上举，指尖朝上。

③ 头部转向上侧，眼睛注视右手指尖，呼气
时右手向上拉伸，保持 3～5 次呼吸的时间，
感受到侧腰和腿部的拉伸。换方向练习。

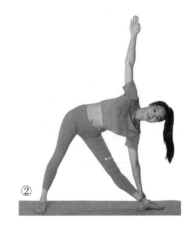

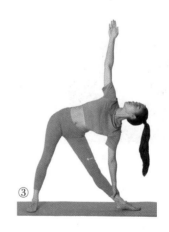

【动作技巧】

◎ 双腿伸直，手臂伸直，与背部呈一条直线。

◎ 练习此式时，一定要先稳定住脚掌，双腿伸直，不要弯曲，然后进行其他
的动作。

89

◎ 练习此式时，把手放在站立腿的前面，背部挺直，抬起对侧手臂，让髋部从前向后打开。

【安全提示】

◎ 初学者尝试性进行练习，慢慢调整幅度找感觉，不要过于强求。

⑤ 弓式

【练习目的】美化臀部。

【环境条件】室内，垫子一个。

【练 习 量】一次动作坚持 10～20 秒，完成 3～6 次。

【难度指数】★★★★

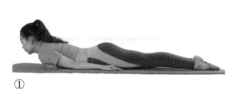

① ②

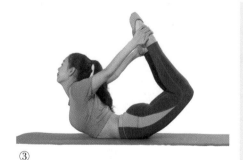

③

【动作方法】

① 俯卧，双腿伸直并拢，双臂自然放在身体两侧，均匀呼吸。

② 吸气，上身和两腿用力向上抬起，两脚和双手形成对抗，达到身体的平衡。

③ 头部向斜上方抬起，肩部向外扩展，打开胸腔，也可脚背回钩，脚掌对向天花板，随着呼吸动作加深，尽量抬高，保持缓慢深长的呼吸，之后松开双手，身体慢慢回落。

【动作技巧】

◎ 做动作时，身体的每一部分都尽量去伸展、拉开，使背部、腹部的肌肉有牵拉的感觉。

◎ 两腿不要向外分开太多，尽量保持与肩同宽；臀部向内收紧，有助于腰部的弯曲。

【安全提示】

　◎ 肩膀向下，不耸肩，脖子拉长，头部不要用力后仰，以免对脊柱造成损伤。

　◎ 膝盖不要向外翻，以免对膝盖造成伤害。

6 骆驼式

【练习目的】伸展按摩腰部、腹部等内脏器官，扩展胸部，舒松脊柱，矫正不良体
　　　　　　态，美化下巴线条。

【环境条件】室内，垫子一个。

【练 习 量】一次动作坚持 30 秒左右，8～10 次 / 日，3～5 日 / 周。
　　　　　　初学者：一次动作坚持 15～20 秒，6～8 次 / 日，3～5 日 / 周。

【难度指数】★★★★

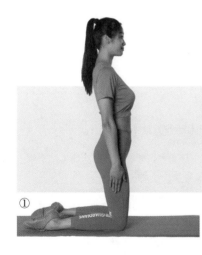

【动作方法】

① 跪立在地板上，双膝略分开。手臂自然垂
放体侧，或两手放在髋部。

② 吸气，脊柱轻轻向后弯曲，伸展大腿肌肉，保持大
腿垂直于地面，头向后仰。呼气，双手压住脚底，脊
柱推向大腿方向。同时，颈部向后伸展，收缩臀部肌
肉，伸展下脊柱区域。
坚持几秒钟后，再向上向前挺胸缓缓起身。如果初学
者触摸不到脚跟，可将脚跟立起来，脚趾踩地。

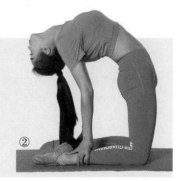

【动作技巧】

◎ 如果并拢双腿有紧绷感，初学者可以将两腿稍稍分开，这样将使脊柱的活动更为自由。

◎ 髋部向前推，稍微向上，不要过度挤压腰部。

【安全提示】

◎ 如果患有严重的便秘、腹泻、头痛、偏头痛或者高血压，建议不要练习这个体式。

◎ 初学者要注意做好保护，防止摔倒，切忌冒进。

7 健身球腹部拉伸

【练习目的】 提高身体平衡能力，背部柔韧性，拉伸腹部，强化腰部力量。

【环境条件】 垫子一个，健身球一个。

【练 习 量】 条件允许的情况下，可以每次坚持 30 秒钟，做 3 组，一周做 4 次。

【难度指数】 ★★

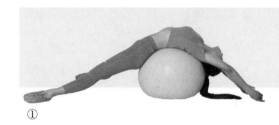

①

【动作方法】

① 腰部、背部全部贴在球上，手脚触地保持平衡，躯干部肌肉放松。

② 向球的方向移动手脚，慢慢将身体撑起来，腰胯位置向上伸展开。

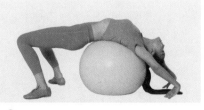

②

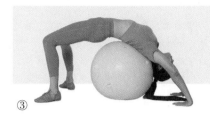

③ 持续几秒后缓慢落到球上，然后再次撑起。

③

【动作技巧】

◎ 腹部放松，踩实地面，保持稳定，手掌触地。

◎ 调整呼吸，不要憋气，身体充分放松。

【安全提示】

◎ 在练习过程中，先确定身体平衡，再进一步练习，注意腰部的稳定性。

8 健身球静态山羊挺身

【练习目的】提高背部、后腰力，紧实脊部肌肉，美化腰背线条。

【环境条件】垫子一个，健身球一个。

【练 习 量】一次 5 组，一组保持 10～20 秒（具体根据自己情况练习）。

【难度指数】★★★★

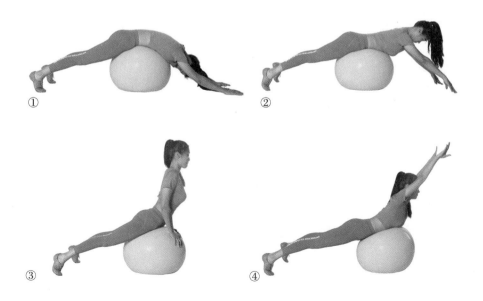

①　　　　②

③　　　　④

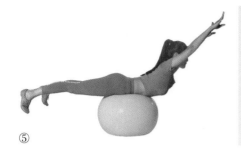

⑤

【动作方法】

①～⑤腹部压在球上，背部保持平直，手臂尽力向斜前方伸展，身体用力向上挺起，小腹紧贴球，保持身体稳定性。脚尖与手臂可以变换不同姿势，身体控制非常稳定时可尝试抬起双脚数秒。

【动作技巧】

◎ 绷紧肩部、背部、臀部，用腹部力量稳定健身球。

◎ 双脚间距变窄，或手脚同时抬起，可增加难度。

【安全提示】

◎ 如果你的背部有痛感，可停止练习，并与医生联系。

第二节

活动活动肌肉，有弹性

1 俯卧挺身

【练习目的】增加腰背部肌肉力量，减少后背脂肪，使身体的曲线更加完美。

【环境条件】室内，垫子一个。

【练 习 量】每组 10 次，中间休息 10 秒，再进行下一组，共 3～5 组。

【难度指数】★★

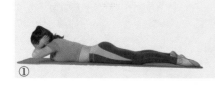

【动作方法】

①趴在瑜伽垫上，双手扶耳。

② 向上挺身两头翘起至最高点，略作停顿，回到起始状态。

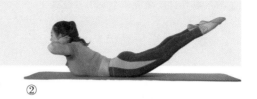

②

【动作技巧】

◎ 挺身时吸气，还原时呼气。挺身时尽力抬头，双脚脚面尽量向外伸展，有助于腿抬高。

◎ 挺身时，感受脊椎两侧肌肉收紧。

2 左右腿蚌式开合

【练习目的】练习臀中肌和臀小肌，有利于臀部塑形，增强骨盆稳定性。

【环境条件】室内，垫子一个。

【练 习 量】30 个为一组，一般可以做 2～3 组。

【难度指数】★★

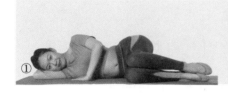

①

【动作方法】

① 侧身躺下，用右臂支撑头部，将大腿弯曲至体前，膝盖弯曲至约 90°，将左腿放在右腿的上方重合位置。

② 让左腿打开，向外扩展，将膝盖推离人体中线。在做这个动作的时候，保持双脚相接触。在到达顶部的时候稍作停歇，然后回到起始位置。两侧交替，重复练习。

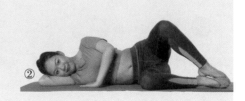

②

【动作技巧】

◎ 抬起时呼气，下落时吸气，尽量保持上半身不动。

◎ 腿开合时，臀部外侧有明显收缩发力感。

◎ 将臀部稍向后移动，让髋部有一个折角，用臀部外侧发力。

【安全提示】

◎ 动作循序渐进，不要用力过猛。

③ 俯卧挺身转体

【练习目的】强化腹部及侧面腰背肌群，更好地锻炼核心肌群，提高腰腹控制力。

【环境条件】室内，垫子一个。

【练 习 量】一周3次，每次5组，每组10次。根据自身情况适当地增加或减少运动量。

【难度指数】★★★

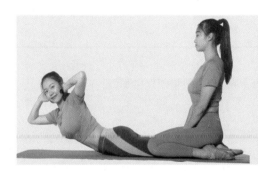

【动作方法】

俯卧在瑜伽垫上，双手扶于耳后，一人将练习者的脚压住。

上身挺起，身体向左旋转，再向右旋转，保持背部紧张，然后缓慢回到起始状态。全程肘部不要着地，双脚不要离开地面。

【动作技巧】

◎ 挺身时吸气，头颈部向上使劲；转体时屏住呼吸，根据动作需要调控呼吸。

【安全提示】

◎ 双手扶耳，不要交叉手指；下落时速度不要太快，下颌收紧，以防磕到下巴。

④ 俄罗斯转体

【练习目的】强化腹直肌和腹外斜肌力量，消除腰腹部赘肉。

【环境条件】室内，垫子一个。

【练 习 量】每组做8次或更多，每次做3组，一周练习2～3次。根据自己的实际情况逐渐增加。

【难度指数】★★★

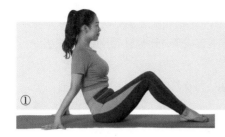

【动作方法】

① 坐在瑜伽垫上，双脚并拢，背部保持平坦，膝盖微微弯曲。上身和大腿形成一个"V"形。

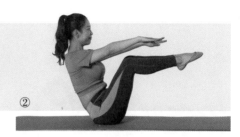

② 双脚离地，上体挺直，两臂前伸维持身体平衡。保持一定倾斜角度。

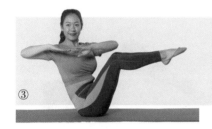

③ 注意力集中在腹肌上，保持整体姿势，腰腹收缩向右扭动身体，同时手臂弯曲胸前端平。

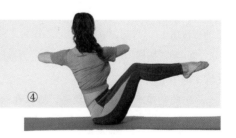

④ 保持腹肌收缩，然后向左侧扭转做相同动作。重复转体练习。

【动作技巧】

◎ 呼吸均匀，切勿憋气，腿部不要上下浮动，臀部保持稳定。

【安全提示】

◎ 练习要量力而行，逐渐加大练习数量，练习到肌肉酸痛时可再坚持几次。

⑤ 平板支撑举臀

【练习目的】强化核心肌群力量，改善腰、腹和臀部线条，让身材变得更有曲线感。

【环境条件】室内，垫子一个。

【练 习 量】一周练习 2～3 次，每次做 2～3 组，每次持续 30 秒以上。或根据自己
的实际情况进行练习。

【难度指数】★★★★

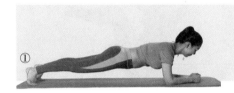

【动作方法】

① 屈肘，用双肘和双脚尖支撑身体于垫
上，从侧面看身体呈一条直线。

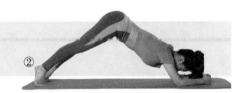

② 重心后移，臀部上抬，腰背挺直，手臂
与躯干呈一条直线，稍作停留后还原。

【动作技巧】

◎ 手指抓握，肩部绷紧。双肩发力推回身体，收腹、收臀，收紧腰背部肌肉。

【安全提示】

◎ 此动作难度系数比较高，所以在做动作时根据自己的实际情况进行练习，
循序渐进，不断提高动作标准度和持续时间。

⑥ 左、右手鸟式伸展

【练习目的】唤醒和激活腰背及臀部核心肌肉群，使躯干更挺拔有力。

【环境条件】室内，垫子一个。

【练 习 量】每次训练一组 10 次，做 3 组，可根据自身情况适当增加或减少。

【难度指数】★★★

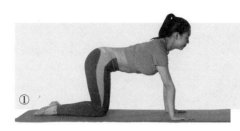

【动作方法】

① 双手俯撑、双腿跪撑于垫子上，上体挺直。

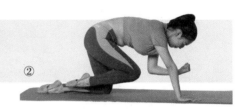

② 保持身体平衡右手和左膝着地，左手和右膝收于胸前。

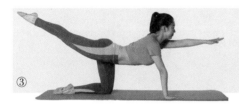

③ 向远处伸展左手和右脚，背部保持平直，腰部不可下塌。略作停顿后回到起始状态，重复练习，左右交替。

【动作技巧】

◎ 整个动作收紧腹部保持身体稳定。

◎ 背部不能拱起，手指抓地，臀部收紧，骨盆摆正，脊柱两侧肌肉绷紧。

◎ 伸展时背部脊椎两侧和臀部的肌肉有收缩发力感，收回时，腹部收缩发力，右侧腹部更加明显。

7 单腿两头起

【练习目的】增加腹肌力量，提高身体协调性。

【环境条件】室内，垫子一个。

【练 习 量】一周练习4次，一次训练2~5组，一组16次。

【难度指数】★★

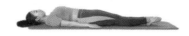

①

【动作方法】

① 躺于垫上，手臂伸直放于身体两侧，腹肌发力起身。

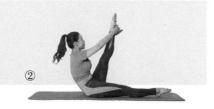

② 起身时腿与上身同时抬起，后背卷曲，手触碰小腿前侧。两腿交替抬起。下放时保持全身紧张，不能一下子放松。

②

【动作技巧】

◎ 起身的瞬间腹肌绷紧收缩，腰部始终放松，不应有紧绷感。

◎ 若想同时上抬腿和上体，需要腹肌有效地连接上下肢，同时开始发力，不能有时间差。

【安全提示】

◎ 开始时腿可以不用上抬太高，膝关节伸直抬至斜前方即可。

⑧ 仰卧交替上半程抬腿

【练习目的】 锻炼下腹部肌肉和髋屈肌，刺激腹部肌群，提高腹部肌肉耐力水平。

【环境条件】 室内，垫子一个。

【练 习 量】 每次训练一组16次，做3组。可根据自身情况适当增加或减少。

【难度指数】 ★★

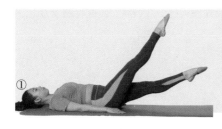

①

【动作方法】

① 平躺于垫子上，双腿伸直。腰部贴地，臀部稍抬离地面，下腹部有紧绷感。双手放于臀部两侧，勾起脚尖，腿下落到约45°即可抬起，腰部不应出现紧张感。

② 两腿交替进行，双腿膝关节固定，不能出现踢小腿的动作。

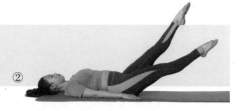

②

【动作技巧】

　　◎ 腹肌始终处于紧绷状态，动作持续越久，腹肌灼烧感越强。

　　◎ 做动作时腰部贴地、腹部绷紧。

　　◎ 如果出现腰部无法贴地的情况，请不要将腿下落得太低。

【安全提示】女性生理期不宜练习该动作。

⑨ 俯卧健身球卷腹

【练习目的】锻炼腰腹肌，增加手臂支撑能力和身体平衡能力。

【环境条件】垫子一个，健身球一个。

【练　习　量】一周2次，一次5组，一组10次。或根据自己的实际情况增减练习量。

【难度指数】★★★★★

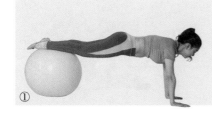

【动作方法】

① 俯撑，双脚并拢，用小腿靠近膝盖处压住球，双手撑地与肩同宽，手肘微屈。不要低头，时刻收紧臀部和腹部，保持平衡。

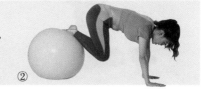

② 提臀、收膝并用双脚回带球至可控制的位置，然后再次伸展将球向后送出。如此重复练习。

【动作技巧】

　　◎ 提臀时呼气，还原时吸气。做动作时身体不要松懈，缓慢匀速进行练习。

　　◎ 支撑时手肘微屈，时刻保持收紧臀部和腹部。

【安全提示】

　　◎ 注意身体对球的稳定性的控制，避免摔倒。

⑩ 仰卧递球

【练习目的】练习腰腹力量及四肢的柔韧性与协调性。

【环境条件】垫子一个、健身球一个。

【练 习 量】一组 6~8 次，每次做 3 组，每周做 3 次。

【难度指数】★★★★

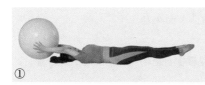

【动作方法】

① 平躺在瑜伽垫上，腰部贴地，双手伸展于头部上方，双手抱球。

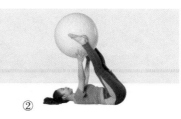

② 举腿，用小腿和脚踝夹紧双手举起的健身球。

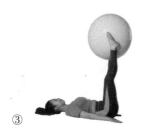

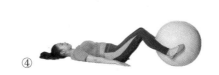

③~④ 双脚控住球后缓慢下落，至触地。之后再卷腹将球由双脚传递至双手，持球落于头上，至初始动作。重复练习数次。

【动作技巧】

◎ 做动作时保持平稳的呼吸，以提高身体对球的控制力；传递时不能放松膝、肘关节。

◎ 在传递球过程中，要保持双臂、双腿尽可能伸直、绷紧。

◎ 腹部始终保持紧绷感，卷腹时腹肌有挤压感。

11 行进间髋部画圈

【**练习目的**】加强髋关节灵活性和身体整体协调性。

【**环境条件**】舒适平坦的地面。

【**练 习 量**】一次 5 组，一组左右腿各 10～15 次。或根据自身情况适当增减数量。

【**难度指数**】★ ★ ★ ★

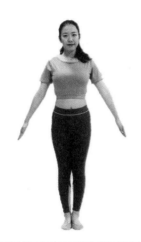

①

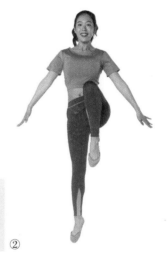

②

【**动作方法**】

①～②身体直立，一腿蹬地，另一腿抬起。

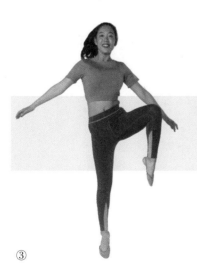

③

③腿抬平，并以髋为轴外摆膝，然后再从侧
面屈抬腿跳起，返回前方并步落下。可左右
腿交替练习。

【动作技巧】

◎ 上跳时，挺胸、立腰、松髋、展髋，外摆幅度要大。

◎ 行进间练习，髋关节的转动需要腰腹肌协助用力。

【安全提示】

◎ 不需要跳得太高，主要完成摆胯动作。

第 5 章

大长腿，梦想成真

——站好，"走"起来

　　很多女性朋友往往苦恼于自己的腿太粗，春夏季穿漂亮的裙子都感觉不好看。其实，现代社会人们久坐的习惯，很容易导致大腿粗壮。还有一个常常被广大女性朋友忽略的问题，就是走姿，走路时脚尖内扣或外摆等不良习惯都会影响身体姿态和美感。不过也别灰心，功夫不负有心人，只要坚持合理的练习，你也能重塑自己漂亮的大长腿和优雅的步态。赶紧行动吧！

第一节 舒展筋骨

1 腿部拉伸组合

【练习目的】拉伸韧带提高柔韧性，促进身体健康和体型完美。保护骨骼肌肉，有
效预防伤病，减少受伤的潜在危险。

【环境条件】把杆或高箱等。

【练习强度】持续5～10秒，3个一组，间歇3～5秒，左右交替练习。

【难度指数】★★★

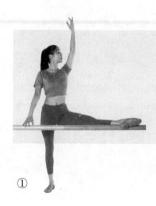

①

【动作方法】

正压腿

① 右手扶杆，左脚踝置于把杆架上（或一定高度的台
面），绷脚面、腿伸直。支撑腿膝盖绷直，抬高左手。

② 身体前屈，左手及躯干靠近左腿；向前向下
做振动压腿的动作。

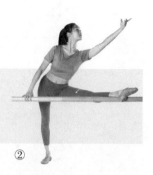

②

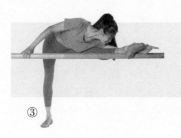

③ 逐渐加大力量，在极限位置，保持5~10秒。多次重复后换腿练习。

③

侧压腿

④ 身体正对把杆（或一定高度的台面），左腿侧放于把杆上，膝盖向上，右臂抬起，直立。

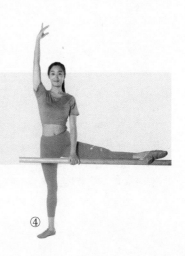

④

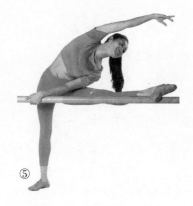

⑤

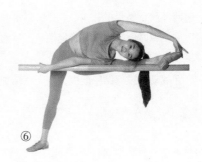

⑥

⑤~⑥ 上体均匀下压至左肩靠近左膝部，力求肩触膝盖内侧，手够脚尖。一开始可能压不下去，逐渐加大力量，在极限位置保持5~10秒后，抬起上体还原。多次重复后换腿练习。

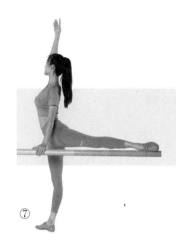

后压腿

⑦ 左手扶把杆，左腿后举放于把杆上，腿伸直略向
外展。右臂上举，上体直立。

⑦

⑧ 右腿逐步弯曲下蹲，左腿顺势沿把杆后滑，上体
保持直立或稍向后仰，在极限位置保持 5～10 秒，缓
慢站立还原，多次重复后换腿练习。

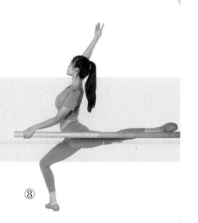

⑧

【动作技巧】

◎ 正压腿、侧压腿保持膝盖伸直，呼吸自然，不要憋气；上体尽量向脚的方
向伸展，不要弓背；达到自己可承受的幅度时做适当停留。

◎ 后压腿时保持支撑腿稳定性，上体直立稍后仰。

【安全提示】

◎ 完成动作过程循序渐进，幅度逐渐加大，切记不要用力过猛。

② 踝与大腿部拉伸

【练习目的】拉伸大腿部、踝部肌肉与韧带，促进血液循环，减轻或消除肌肉和韧
带僵硬，塑造腿部线条的美感。

【环境条件】把杆或座椅一把。

【练习强度】两腿各保持 10～15 秒钟，重复练习 2～3 组。

【难度指数】★★

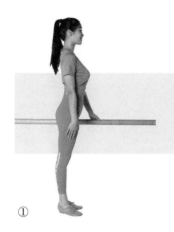

①

【动作方法】

① 双腿并拢，膝部伸直，左手搭于把杆或椅背上，站立于把杆侧面或椅后小半步，挺直腰背做深呼吸。

② 左手继续搭扶把杆或椅背以稳住重心，两眼平视，右腿向后弯曲，用右手抓住右脚脚背向身体方向伸展，换腿进行同样的练习。

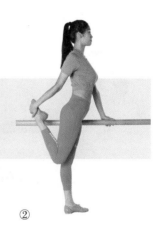

②

【动作技巧】

◎ 脊背延展，上体稳定。

◎ 两腿膝部靠拢，练习腿绷脚面。

【安全提示】

◎ 做动作时要专注，用心感受关节和肌肉的变化，完成动作稳定缓慢，不要过于勉强。

◎ 及时切换重心，保持身体稳定。

③ 膝关节屈伸

【练习目的】活动膝关节，拉伸膝部肌肉与韧带，改善膝部血液循环，促进膝关节液的产生，减轻或消除关节肌肉和韧带的僵硬，提高关节的灵活性和力量。

【环境条件】瑜伽垫。

【练习强度】两腿各 5 个为一组，重复练习 1～3 组。

【难度指数】★★★

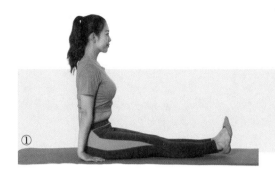

【动作方法】

① 坐位，两腿向前伸展，勾脚，两肩下沉放松，保持背部的伸展。

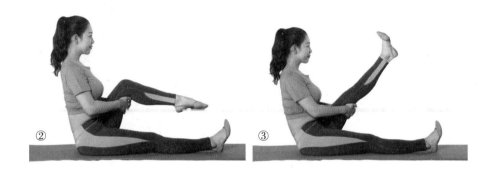

②~③ 屈左膝，两手十指交叉抱住大腿后侧，吸气，膝关节伸直。呼气，膝关节弯曲；重复5次。两腿重复交换练习。

【动作技巧】

◎ 在膝关节伸直的过程中，保持勾脚尖，同时向前上方蹬出。伸直后，保持稳定做2~3秒停顿，再慢慢弯曲，以更好地刺激被拉伸的肌肉，提高效果。

◎ 保持呼吸畅通，不要憋气。拉伸到最大幅度时保持平稳的呼吸，并注意背部的伸展与正确的坐姿。右腿压实垫面保持身体的稳定性。

【安全提示】

◎ 膝关节有响声属于正常，不必过于担心。完成动作时稳定缓慢，不要过于勉强。

◎ 如有膝关节炎等情况，可以酌情完成相关练习。

④ 髋关节伸展

【**练习目的**】活动髋关节，拉伸髋部肌肉与韧带，促进骨盆区域的血液循环。有助于打开髋部，减轻或消除关节肌肉和韧带的僵硬，恢复关节的灵活性和力量，减少大腿内外侧脂肪。

【**环境条件**】瑜伽垫。

【**练习强度**】10 个一组，重复练习 1～3 组。

【**难度指数**】★★★

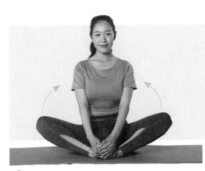

【**动作方法**】

展胯练习

① 坐位，屈双膝，两脚底相合，双手握住两脚。肩下沉，保持背部伸展。

①

② 上下摆动腿部。吸气，两膝向上收拢；呼气，两膝向外打开，向下尽量靠近地面，重复十次。

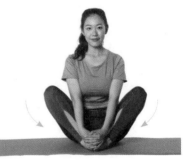

②

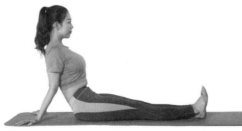

③

坐姿腿绕环

③ 并腿坐立，勾脚，腿压实地面，肩下沉放松，保持背部的伸展，双手支撑于体后。

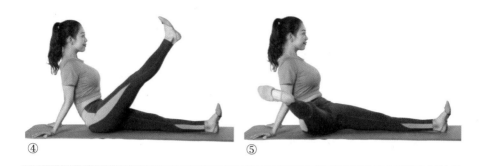

④   ⑤

④～⑤ 右腿伸直，勾脚尖抬起，以髋关节为中心，向上、外、下、内顺时针绕圈转动 5 次；随后再做逆时针绕圈转动 5 次。两腿交替练习。

【动作技巧】

◎ 在腿部绕环的过程中，保持勾脚尖。

◎ 保持呼吸畅通，不要屏息，注意背部的伸展与正确的坐姿，腿压实垫面以保持身体稳定性。

【安全提示】

◎ 做动作时要专注，完成动作稳定缓慢，不要过于勉强。

◎ 在生理期的女性，可屈膝完成坐姿腿绕环。

5 弓步拉伸

【练习目的】拉伸腿部的韧带与肌肉，塑造优美腿部线条曲线，提高腿部肌肉的耐受力与身体平衡能力。

【环境条件】瑜伽垫。

【练习强度】两腿各保持 15 秒钟，重复练习 1～2 组。

【难度指数】★★★

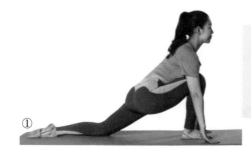

①

【动作方法】

① 两手撑地，右腿呈弓步弯曲，左腿后撤。左膝、小腿、脚背着地。挺胸直背，抬头向前看。

② 双手臂上举，两手合十，骨盆下沉，挺胸直背，抬头向前看。两腿交替做同样的练习。

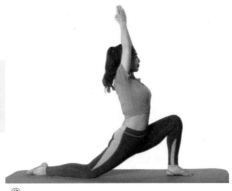

②

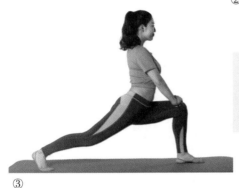

③

③ 如想降低难度，可左腿在前弓步，双手放于左膝上。左腿屈膝，大腿平行地面小腿垂直地面，右腿后蹬直，膝盖绷直。

④ 双手臂上举，两手合十，骨盆下沉，挺胸直背，抬头向前看。两腿交替做同样的练习。

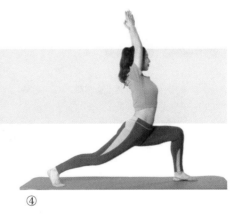

④

【动作技巧】

◎ 脊背竖直，上体向上延展，髋部下沉保持身体稳定。

◎ 做动作时要专注，用心感受关节和肌肉的变化。

◎ 适度呼吸，不要过于放松，以保持动作稳定性。

【安全提示】

◎ 完成动作需稳定缓慢，动作幅度循序渐进，不要过于勉强。

◎ 前弓腿要蹬地撑住，膝盖不要超过脚尖，以免膝部压力过大。

6 大腿内外侧动态拉伸

【练习目的】 提高腿部肌肉力量，拉伸腿部肌肉与韧带，改善血液循环，减轻或消除关节肌肉和韧带的僵硬，增加肌肉的耐受力和弹性。提高身体的平衡能力和腿部柔韧性。

【环境条件】 舒适平地或瑜伽垫。

【练习强度】 两腿各 5 次为 1 组，重复练习 1～3 组。

【难度指数】 ★★★

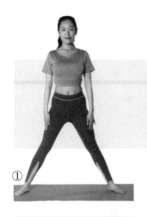

【动作方法】

① 站立，两腿开立，肩下沉放松，保持背部的伸展。双脚 2～3 倍肩宽，脚尖朝向斜前方。

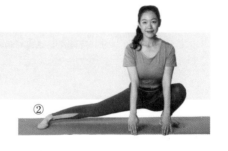

② 重心放在一侧腿上向下蹲。另一侧腿完全伸直，全脚着地。背部挺直，微俯身，将伸直的大腿内侧朝向地面。

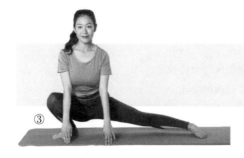

③ 双手触地后支撑腿用力蹬地，交替完成另一侧，双脚脚跟不要离地。

【动作技巧】

◎ 挺直腰背，向前略俯身，膝盖伸直，全脚着地。

◎ 缓慢下蹲，延长下蹲时间。

◎ 下蹲时胯部尽量放松，不要紧张，一开始蹲到自己可以控制的程度即可。

【安全提示】

◎ 完成动作时缓慢匀速，切不可过快。

◎ 穿软底鞋进行练习，可增加摩擦力、保持身体的稳定，避免因滑倒拉伤韧带。

⑦ 摆腿式动态拉伸

【练习目的】拉伸腿部肌肉，缓解腿部疲劳，使身体富有弹性，促进新陈代谢和全身血液循环，减轻或消除肌肉和韧带的僵硬，增加肌肉的耐受力和弹性。

【环境条件】椅子。

【练习强度】两腿各 8～12 个为 1 组，重复练习 1～3 组。

【难度指数】★★★

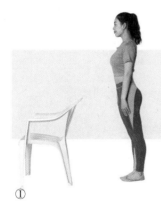

【动作方法】

① 两脚并拢站立于椅子后方，两肩下沉放松，保持背部的伸展。

①

② 上身前倾，两手轻扶椅背，低头弓背，左腿屈膝上抬，使背部尽量弓高。

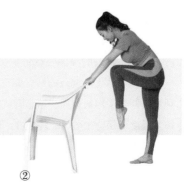

②

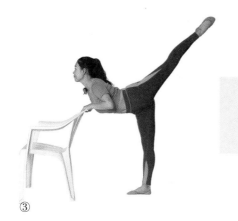

③ 两臂弯曲，上体前倾，左腿膝盖伸直向后方踢高，缓慢吸气，抬头，眼向上看。重复多次，两腿交替练习。

【动作技巧】

◎ 逐渐加大腿向后伸展的幅度，腰背部适当放松，同时保持身体的稳定性。

◎ 支撑腿膝盖绷直，重心放在支撑腿上。

【安全注意】

◎ 保持身体的稳定性，开始时不要抬腿过高，循序渐进。

◎ 使用稳定性较高的座椅进行练习，避免把椅子拉倒。

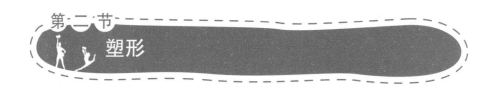

第二节 塑形

1 站立姿态

【练习目的】良好的身体姿态是一切运动的基础，所有的姿态控制和动作练习都是从正确规范的站立姿态开始的。

【环境条件】平坦的地面，软底鞋或穿袜子。

【练习强度】保持 1 分钟，完成 3～5 组。

【难度指数】 ★

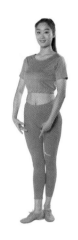

【动作方法】

两脚呈丁字步站立，臀部内收夹紧，收腹、立腰、展胸、沉肩、立颈。

两眼平视前方，两臂自然下垂，掌心向内。

头颈、躯干和脚纵轴在一垂直线上，身体舒展挺拔。

【动作技巧】

◎ 立腰、展胸动作的发力点在腰背部，通过腰肌用力，伸展脊柱，向上挺直躯干。

◎ 大腿稍外旋，臀部收紧。

◎ 身体保持直立，也可靠墙辅助练习。

② 行进间步法

【练习目的】人体的姿态、动作、行为大多是后天形成的，身体各部分配合呈现出来的外部形态的美就是姿态美。正确优美的动作、姿态，可以通过形体练习培养，做到坐得端正、站得直、走得挺拔、各种动作舒展大方。步法练习可使身躯挺拔，走路姿势优美，也使腿看起来更加修长。

【环境条件】平坦的地面，软底鞋。

【练 习 量】站立姿态每种重复练习2～3次，每次45～60秒；行进姿态每种重复练习2～3组，每组6～8次。

【难度指数】★★

①

【动作方法】

① 小八字步立。两腿并拢，脚跟靠拢，脚尖呈小八字。头正，双目平视，双肩放松下沉，躯干挺直，收腹立腰。

② 丁字步立。一脚跟靠拢在另一脚窝处，双脚呈垂直方向接触，两脚尖呈直角。

②

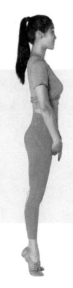

③ 提踵立。在小八字步站姿下，缓缓地提起脚后跟向上立起，以脚趾与前脚掌着地支撑。

③

④～⑤ 足尖步行进。由提踵立开始，右脚脚面、膝盖绷直向前伸出，由脚尖过渡到前脚掌着地，同时重心前移，两腿交替行进。足尖步走时，紧腹收臀，足跟尽量向上抬，重心高、步幅小、频率快，平稳移动。

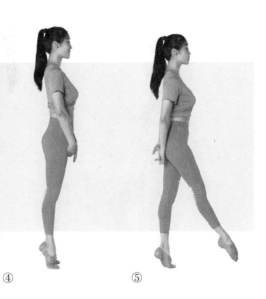

④   ⑤

⑥～⑩ 弹簧步。起踵立。稍屈膝，重心移至左脚，右腿随之屈膝。左腿蹬直至起踵立，同时右腿向前下方伸出，双手随之摆动。右脚落地后随之微屈蹲，再换右腿蹬直，左腿前伸迈出。左右脚交替进行。

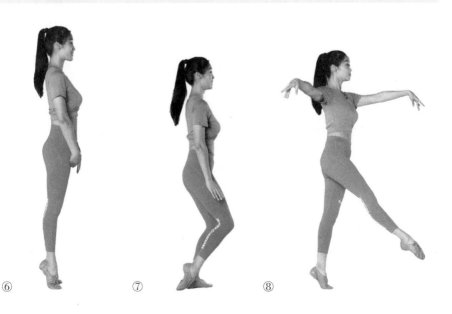

⑥   ⑦   ⑧

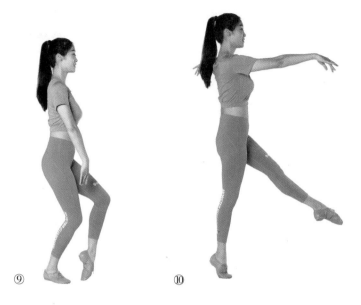

⑨　　　　　　　　⑩

【动作技巧】

◎ 优美的行走姿态要求行走用腰力，有韵律感。行走的优美姿态应以胸带动肩轴摆，提髋提膝小腿迈，跟落掌接趾推送，双眼平视背放松。行走的美感产生于下肢的交替运动与上体稳定之间所形成的和谐以及身体的平衡对称。

【安全提示】

◎ 请穿着软底鞋进行练习，注意防滑。

◎ 按照正确的姿态要求进行练习，避免踝关节的过度疲劳。

③　脚擦地组合练习

【练习目的】擦地动作可用于腿部的热身训练，增长踝关节力量，塑造腿部肌肉，培养良好体态。

【环境条件】把杆及有扶手处，平坦的地板或地面，软底鞋。

【练习强度】8个1组，完成3～5组。

【难度指数】★★

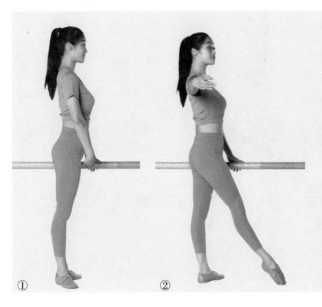

① ②

【动作方法】

①～② 前擦地。丁字步预备，左手扶把杆，右手一位手放于体前。

右脚擦地向前时：脚跟先行，将脚尖留住，保持脚与腿部的外开形态，擦出至正前方的最远点，脚跟离地、脚尖点地，这时右脚尖与左脚跟呈垂直线。身体重心落在左腿上，右手臂向体侧打开；收回时脚跟先行，脚擦地收回至动作前的位置。连续多次练习。

③～④ 旁擦地。丁字步预备，左手扶把杆，右手一位手放于体前。

右脚擦地向旁时：脚跟向前顶，保持脚与腿部的外开，擦出至正旁的最远点，这时右脚和左脚在平行的"一字"线上；身体重心落在左腿上，右手臂芭蕾手型体侧打开；再按原路线将脚收回至动作前的位置。连续多次练习。

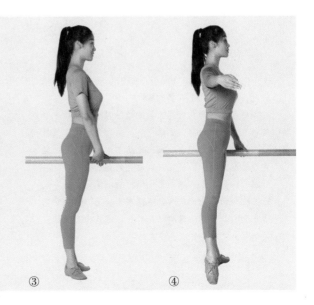

③ ④

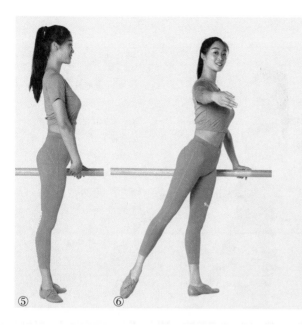

⑤~⑥ 后擦地。丁字步预备，左手扶把杆，右手一位手放于体前。

右脚擦地向后时：脚尖先行，将脚跟留住，保持脚与腿部的外开，擦出至正后方的最远点，这时右脚尖与左脚跟最外侧呈垂直线，右手臂芭蕾手型体侧打开。收回时脚跟先行，右擦地回收，身体重心落在左腿上，将脚收回至动作之前的位置。连续多次练习。

⑦~⑪ 直腿擦地组合练习。丁字步预备，左手扶把杆，右手一位手放于体前。

组合练习是将向前、向旁、向后练习核心动作串联起来。先擦地向前，脚跟先行，将脚尖留住，保持脚与腿部的外开形态，擦出至正前方的最远点，延展性擦地向外侧弧形过渡到向旁的最远端，再延展性擦地向后方最远端，始终保持脚跟离地、脚尖点地，绷脚面。身体重心始终落在左腿上，右手臂芭蕾手型打开。收回时脚尖先行，擦地收回至动作前的位置。需连贯完成，多次练习。

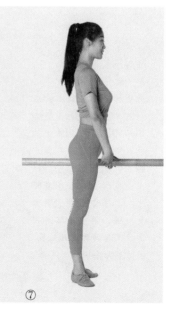

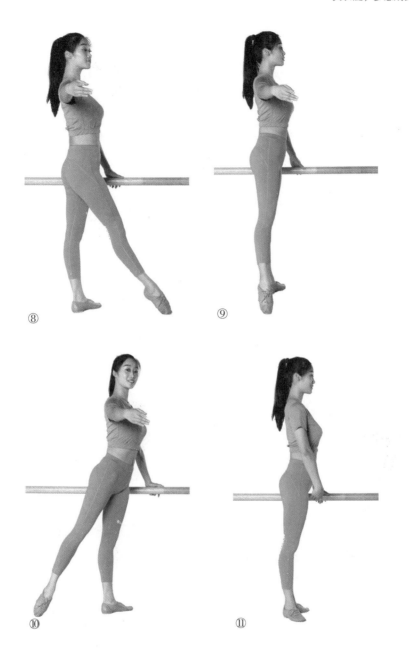

⑧ ⑨

⑩ ⑪

⑫~⑯ 屈腿擦地组合。丁字步预备，左手
扶把杆，右手一位手放于体前。
组合练习是将向前、向旁、向后练习核心
动作串联起来，但出脚的同时降低重心，
保持左腿微屈膝。擦地方式同直腿组合。

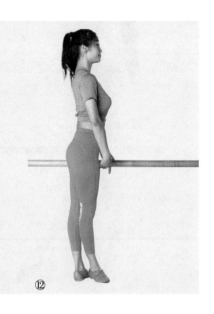

⑫

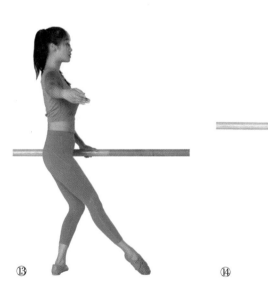

⑬

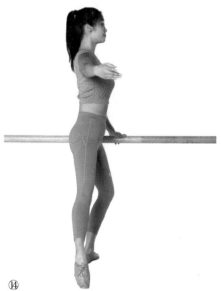

⑭

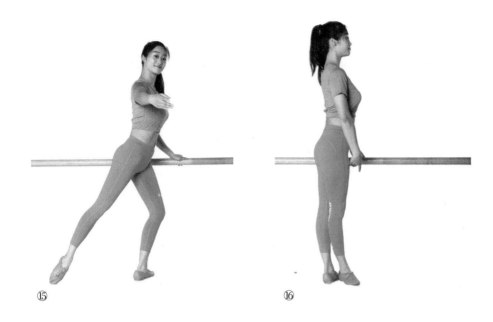

⑮　　　　　　　　　　　　　　⑯

【动作技巧】

◎ 做擦地动作时，身体保持挺拔直立，腰腹肌收紧，后背有力拉起。

◎ 髋部固定，与肩部始终正面朝向一个方向，并保持髋、肩部四点的正直、用力。

◎ 动力腿的动作意识是向脚尖运动方向放送，即有无限延伸的感觉，脚尖带着腿延展、伸长。

【安全提示】

◎ 请穿着软底鞋进行练习，注意防滑。

◎ 选择稳固的把杆或扶手进行练习，保持平衡。

第三节 让肌肉有弹性

1 缓冲深蹲

【练习目的】增强腿部肌肉力量，拉伸腿部前侧肌肉与韧带，改善血液循环，减轻
　　　　　　或消除关节肌肉和韧带的僵硬，增加肌肉的耐受力和弹性。有助于提
　　　　　　升大腿肌肉能力，减少多余脂肪。

【环境条件】舒适平地。

【练习强度】10 个 1 组，共 1～3 组。

【难度指数】★★★

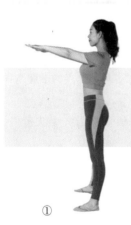

①

【动作方法】

① 双脚开立略宽于肩，脚尖稍微外展，两臂前平举，掌
心向下，两肩下沉放松，保持背部的伸展。

② 屈髋下蹲至大腿平行于地面，膝盖与脚尖方
向一致但不能超过脚尖，腰背挺直。

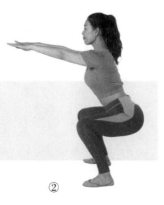

②

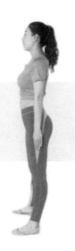

③ 发力向上蹬起至腿伸直，双手收回身体两侧；
后再次下蹲双臂前平举，重复练习。

③

【动作技巧】

　　◎ 下蹲时保持腰背挺直，立腰顶头。

　　◎ 缓慢下蹲，蹲至大腿平行于地面。

【安全提示】

　　◎ 膝关节不要超过脚尖；开始时无须下蹲太低，视个人腿部力量而定。

2 向前交替箭步蹲

【练习目的】改善腿部肌肉力量，增加肌肉的耐受力和弹性。有助于提升大小腿肌
肉能力，减少多余脂肪，提高身体的平衡能力。

【环境条件】舒适平地。

【练习强度】两腿各 10 个一组，重复练习 1～3 组。

【难度指数】★★★

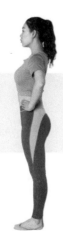

【动作方法】

① 站立，两肩下沉放松，保持背部的伸展。双脚并
拢，收紧腹部，双手掐腰。

①

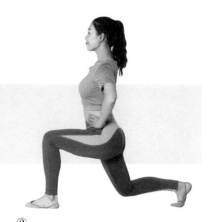

② 向前迈一侧腿并下蹲，重心位于两脚中间，下蹲至前侧大腿与身体呈90°角，前侧大腿与小腿呈90°角，后侧大腿与小腿呈90°角。

②

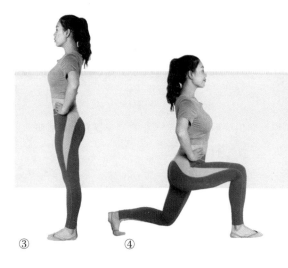

③～④ 略作停顿，前侧腿发力站起回到起始位置；双腿交替向前迈，保持每次步幅大小相同，后侧腿膝盖不要着地。

③　　④

【动作技巧】

◎ 加大向前迈的步幅，同时拉伸大腿根部与大腿内侧肌肉。

◎ 缓冲下蹲，蹲至大腿平行于地面。

【安全提示】

◎ 前脚膝关节不要超过脚尖，后膝盖不要点地。

◎ 若膝盖在弯曲时产生疼痛感，适当调整屈膝角度。

3 跳深蹲

【**练习目的**】增强腿部肌肉力量，提升核心控制力，增加肌肉的耐受力和弹性。有
助于提升腿部肌肉能力，减少多余脂肪。提升腿部肌肉爆发力。

【**环境条件**】舒适平地，着运动鞋或光脚。

【**练习强度**】3 个 1 组，共 5～8 组，间歇 3 秒。

【**难度指数**】★★★★

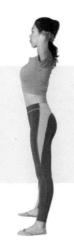

【**动作方法**】

① 两腿开立略宽于肩，双手交叉抱于头后，两
肘打开，肘尖朝外。

①

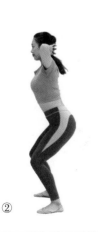

②

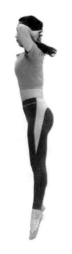

③

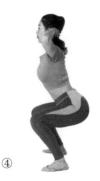

④

②～④ 半蹲屈腿抱头，手肘展开。随后双脚蹬地跳起，离地腾空，保持腿部伸展，
躯干挺直。落回时，蹲至大腿平行于地面，完成 3 次后，间歇 3 秒完成下一组。

【动作技巧】

◎ 重心稳定，收紧腰腹控制身体平衡。

◎ 缓冲下落，脚掌先着地，蹲至大腿平行于地面。

【安全提示】

◎ 蹲立位膝关节尽量不要超过脚尖。下蹲的高度根据个人情况而定，循序渐进。

 ④ 侧卧抬腿

【练习目的】 强化腿部肌肉力量，拉伸腿部肌肉与韧带，改善血液循环，减轻或消除关节肌肉和韧带的僵硬，美化腿部线条。

【环境条件】 瑜伽垫。

【练习强度】 两腿各 8 个一组，重复练习 1～3 组。

【难度指数】 ★★★

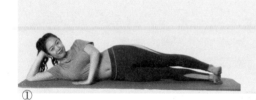

【动作方法】

① 右侧卧于垫上，右手支撑头部，左手撑地，双腿并拢勾脚尖，保持背部的伸展。

② 腿部外侧发力，远蹬并向上抬起，将左腿抬至最高点，回勾脚尖并略微朝下，慢慢回落。左右腿交替练习。

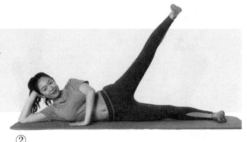

【动作技巧】

◎ 挺直腰背，减缓动作速度，匀速最佳，高点控腿。

◎ 感受腿部肌肉收缩带来的张力。

【安全提示】

◎ 腿抬起的高度比身体略高，也可以根据个人情况调整高度。

◎ 生理期的女性，只需完成低位动态练习。

⑤　侧卧前抬腿

【练习目的】强化腿部肌肉力量，拉伸腿部肌肉与韧带，改善血液循环，减轻或消
　　　　　　除关节肌肉和韧带的僵硬，美化腿部线条。

【环境条件】瑜伽垫。

【练习强度】两腿各 8 个一组，重复练习 1～3 组。

【难度指数】★★★

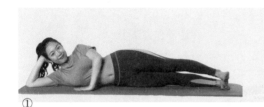

【动作方法】

① 右侧卧于垫上，右手支撑头部，
左手撑地，双腿并拢勾脚尖，保持
背部的伸展。

②～③ 腿部外侧发力，左腿伸至与身体
垂直，或胸前位置，回勾脚尖。缓慢回
落，多次练习后，左右腿交替。

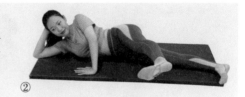

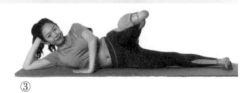

【动作技巧】

◎ 手臂支撑稳定平衡身体，动作匀速，高点控腿。

◎ 左右腿交替练习。

【安全提示】

◎ 抬起的高度根据个人情况调整。

◎ 生理期的女性，只需完成低位动态练习。

6 侧卧后抬腿

【**练习目的**】强化腿部肌肉力量，拉伸腿部肌肉与韧带，改善血液循环，减轻或消除关节肌肉和韧带的僵硬，美化腿部线条。

【**环境条件**】瑜伽垫。

【**练习强度**】两腿各 8 个一组，重复练习 1～3 组。

【**难度指数**】★★★

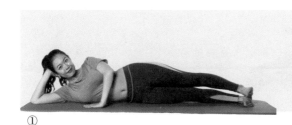

【**动作方法**】

① 右侧卧于垫上，右手支撑头部，左手撑地，双腿并拢勾脚尖，身体拉直。

①

② 左腿向后方上侧伸展至最大幅度。随后收腹，回勾脚尖慢慢回落至开始姿势。多次练习后，左右腿交替。

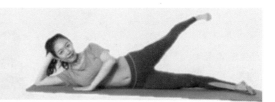

②

【**动作技巧**】

◎ 手臂支撑稳定平衡身体，动作匀速，高点控腿。

◎ 左右腿交替练习。

【**安全提示**】

◎ 腿抬起的远度与高度，根据个人情况调整。

◎ 生理期的女性，只需完成低位动态练习。

7 跪姿后踢腿

【练习目的】强化腿部肌肉力量，拉伸腿部肌肉与韧带，改善血液循环，减轻或消除关节肌肉和韧带的僵硬，美化腿部线条。

【环境条件】瑜伽垫。

【练习强度】两腿各 8 个一组，重复练习 1～3 组。

【难度指数】★★★

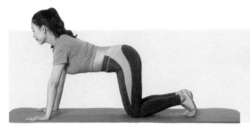

【动作方法】

① 俯卧支撑，两手撑地与肩同宽，曲双膝大腿垂直垫面，脚趾撑地，保持背部伸展。

①

② 保持右膝着地，左膝离地，左腿尽力向后上方伸展，直到伸直，踢腿的同时收腹，慢慢回落，左右腿交替练习。

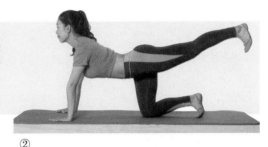

②

【动作技巧】

　◎ 挺直腰背，手臂支撑稳定。

　◎ 控制住躯干和骨盆的稳定，不要做任何转动。

　◎ 绷脚尖，保持腿部肌肉张力。

【安全提示】

　◎ 练习时，不要塌腰。

　◎ 生理期的女性，只需完成低位动态练习。

8 仰卧开合腿

【**练习目的**】强化腿部肌肉力量，拉伸大腿内侧肌肉与韧带，改善血液循环，减轻
　　　　　　或消除关节肌肉和韧带的僵硬，美化腿部线条。

【**环境条件**】瑜伽垫。

【**练习强度**】两腿各 8 个一组，重复练习 1～3 组。

【**难度指数**】★★★

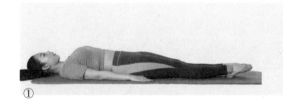

【动作方法】

① 仰卧于垫上，双腿并拢，保持背部伸展。

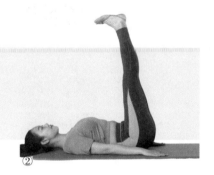

② 臀部贴地，大腿抬起至与地面垂直，勾脚尖，双手放于身体两侧。

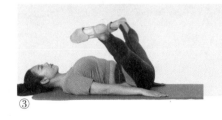

③ 双腿张开至最大幅度，腿内侧发力夹腿回到上举位，重复多次练习。

【动作技巧】

◎ 挺直腰背，手臂支撑稳定。

◎ 控制住躯干和骨盆的稳定，不要做任何转动。

◎ 腿部慢慢打开，慢慢合拢。

◎ 此过程需适度屏住呼吸，勿嬉笑。

【安全提示】

　◎　根据自身情况，尽量让腿部打开至最大限度。

　◎　生理期的女性禁止练习。

⑨　仰卧自行车式

【练习目的】 强化腿部肌肉力量，拉伸腿部肌肉与韧带，改善血液循环，减轻或消
　　　　　　　除关节肌肉和韧带的僵硬，美化腿部线条。

【环境条件】 瑜伽垫。

【练习强度】 两腿各 8 个一组，重复练习 1~3 组。

【难度指数】 ★★★

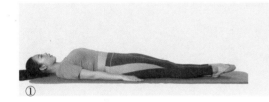

【动作方法】

① 仰卧于垫上，双腿并拢，
保持背部伸展。

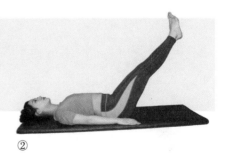

② 臀部贴地，大腿抬起至
与地面呈 60°，双膝并拢
勾脚，手放于身体两侧。

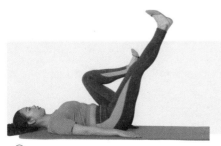

③ 双腿交替曲直，模拟蹬踏自行车
动作，还可进行反向蹬车练习。

【动作技巧】

 ◎ 挺直腰背，手臂支撑稳定。

 ◎ 控制住躯干和骨盆的稳定，不要做任何转动。

 ◎ 腿部慢慢向远蹬，保持身体稳定。

【安全提示】

 ◎ 尽量让腿部蹬转最大限度。

 ◎ 生理期的女性禁止练习。

10 椅上踝腿练习

【练习目的】拉伸踝部与腿部的韧带，强健肌肉。有效消除腿部赘肉，改善腿部肌肉力量，促进新陈代谢，防止久坐引起的腿部不适，减轻或消除肌肉和韧带的僵硬，增加肌肉的耐受力和弹性。

【环境条件】椅子一把。

【用时】重复练习 2~3 分钟。

【难度指数】★★★

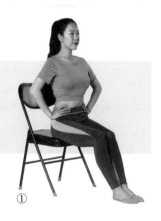

【动作方法】

① 坐立于椅子上，双手叉腰，两肩下沉放松，保持背部的伸展。

①

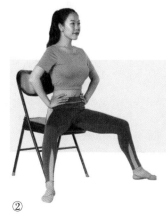

② 双腿张开，脚尖与膝盖朝外，全脚掌触地，脊背挺直。

②

③ 双手左右展开，将脚尖踮起，上抬脚跟，伸展踝部肌肉与韧带，保持5秒，随后缓慢落下，重复多次练习。

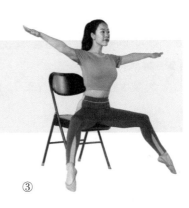

③

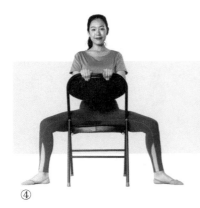

④

④ 面向椅背，分腿坐，双手扶住椅背，双脚外展放于地面，全脚掌触地。

⑤ 双腿膝盖打平向左右伸展，绷脚尖下压用力。

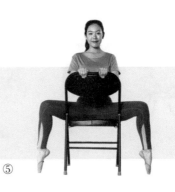

⑤

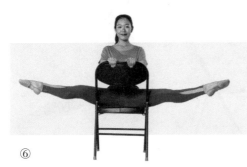

⑥

⑥ 双腿上抬到最高位，呈一直线，保持3秒，后缓慢放下。多次重复练习。

【操作技巧】

◎ 躯干稳定，脊背伸展。

◎ 上抬时腿部肌肉收缩，膝盖挺直，脚面绷直。

【安全提示】

◎ 使用稳固的椅子进行练习，避免摔倒。

11 椅后弓步式

【练习目的】在办公室的环境下，借助椅子完成练习，有效消除腿部赘肉，改善腿部肌肉力量，促进新陈代谢，防止久坐引起的腿部不适，减轻或消除肌肉和韧带的僵硬，增加肌肉的耐受力和弹性。提高身体的平衡能力。

【环境条件】椅子一把。

【练习强度】两腿各 5 个一组，重复练习 1～3 组。

【难度指数】★★★

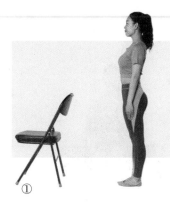

【动作方法】

① 两脚并拢站立于椅子后方，两肩下沉放松，保持背部的伸展。

② 右膝弯曲，左腿向后跨一大步呈弓步，双手握住椅背上方稳定重心。

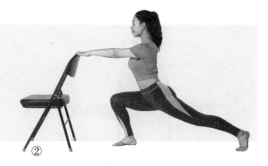

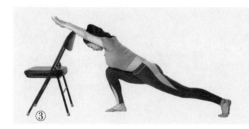

③ 双手平直伸出，上体前倾，小臂轻靠椅背上，左腿尽量伸直，保持5秒。

④ 上体直立重心稍上起。双手再次向前伸出，根据自己的情况重复多次练习。

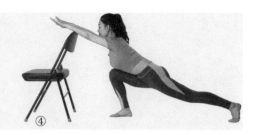

【动作技巧】

◎ 加大向后迈的步幅，同时拉伸大腿根部与大腿内侧。

◎ 缓冲下蹲，前腿尽量蹲至大腿平行于地面。

【安全提示】

◎ 弓步的膝关节不要超过脚尖，后膝盖绷直。

◎ 使用稳固的椅子进行练习，避免摔倒。